防癌真知：
听大咖谈癌症筛查与预防

编著　郑　莹　黄　琳

上海科学技术出版社

图书在版编目（CIP）数据

防癌真知：听大咖谈癌症筛查与预防 / 郑莹，黄琳编著. -- 上海：上海科学技术出版社，2022.4
ISBN 978-7-5478-5667-3

Ⅰ．①防… Ⅱ．①郑… ②黄… Ⅲ．①癌－预防（卫生）－普及读物②癌－诊疗－普及读物 Ⅳ．①R73-49

中国版本图书馆CIP数据核字（2022）第036512号

防癌真知：听大咖谈癌症筛查与预防

编著 郑 莹 黄 琳

上海世纪出版（集团）有限公司 出版、发行
上 海 科 学 技 术 出 版 社
（上海市闵行区号景路 159 弄 A 座 9F - 10F）
邮政编码 201101 www.sstp.cn
上海盛通时代印刷有限公司印刷
开本 890×1240 1/32 印张 10.5
字数 212 千字
2022 年 4 月第 1 版 2022 年 4 月第 1 次印刷
ISBN 978 - 7 - 5478 - 5667 - 3/R·2487
定价：68.00 元

随着现代医学的进步，癌症已非不治之症，但对如何能有效防癌众说纷纭。为了让更多人认识到癌症筛查与预防的重要性，并掌握行之有效、可行可信的办法，本书采用专家访谈形式，通过与21位肿瘤防治名医名家深入探讨，回顾几十年的肿瘤防治发展历程中取得的宝贵经验，精心提炼出他们认为最具价值的防癌真知，具有较强的可读性、实用性，值得我们仔细阅读体会，并转化为科学的防癌理念与生活方式。

为便于读者查阅，本书在专家访谈之后还精选附录了由上海市抗癌协会和复旦大学附属肿瘤医院最新发布的《居民常见恶性肿瘤筛查和预防推荐》中的相关建议及科普文章，值得作为家庭必备保健指南珍藏。

　　癌症是我国居民死亡的主要原因之一，是严重威胁国民健康的主要杀手。我自从踏出医学院校门，就一直战斗在癌症临床诊疗的第一线，经治的患者数以万计。我所在的复旦大学附属肿瘤医院，是国内较大的癌症医学中心之一，每天的门诊量超过 8 000 人，一年的手术量超过 10 万人次。

　　多年来与癌症打交道，我感触颇深。如能早期发现、及时治疗，大部分癌症基本可以获得治愈，癌症病人的长期生存不是奢望。比起 30 年前，现在的癌症病人活得更长，活得更有质量了。在我们医院诊治的病人，总体的 5 年生存率达到 70%以上，这得益于规范化诊疗，以及先进技术的迅速发展。但也有遗憾，很多病人因发现晚导致治疗效果不好，我的同事们常常慨叹，如果这些病人能早点来有多好！因此，我一直努力让我们的医生多做些普及防癌抗癌知识的工作，我们医院也尽最大能力多承担些预防、早筛工作，发挥医防融合的作用，让早发现、早诊断和早治疗的理念深入人心。

　　当前，我院正在创建国家癌症医学中心，为广大患者提供从预防、诊断、治疗到康复的全流程管理服务。我想，国家癌症医学中心，应该围绕国家战略打造一流的肿瘤医学科普，让广大群众了解癌症，了解如何预防癌症、如何通过筛查和早发现来改善治疗效果。我很高兴看到《防癌真知：听大咖谈癌症筛查与预防》汇集了这么多上海权威肿瘤专家，特别是临床第一线的大专家，来谈癌症早筛和预防。他们当中，有我敬重的前辈，有我相交已久的同行，更多是和我朝夕相处的同事。我平时听到他们谈论的是各个领域的顶尖学术问题，如今给老百姓讲防癌科学道理，娓娓道来、浅显易懂、说服力强，让我耳目一新。

希望这本权威专家们传递的有温度的癌症知识科普书，能够让更多人获益，守护更多人的健康。

复旦大学附属肿瘤医院院长

上海市质子重离子医院院长　　郭小毛

2022 年 2 月

现代医学科技快速发展，使我们有能力将更多的科技成果应用到实际的医疗卫生服务中，达到降低癌症发病率和死亡率的目的。在这个过程中，提升个人对癌症病因和危险因素的了解，提升个人对癌症预防和早发现、早诊断、早治疗的认知和行动的自觉性，都是至关重要的，能够让各种预防控制措施充分发挥作用。为此，世界卫生组织在 2022 年 2 月 4 日的"世界癌症日"主题中，提出了"人人平等（Equal for All）"的口号，要让所有人都能平等地获得癌症防治知识，接受有质量的服务，包括癌症筛查、诊断、治疗、康复和预防各个领域。

在我国，随着健康中国战略的全面实施，以强化个人健康责任、提高全民健康素养为导向，在普及癌症筛查与预防知识方面有了越来越多的举措，让人民群众能够了解和掌握基本的癌症筛查与预防知识，提升自我防癌的主动性和积极性。

在我 30 多年的肿瘤流行病学研究中，无论是从微观的基因组学层面，还是到宏观的大规模人群肿瘤流行病学研究，不断有证据证实，健康生活方式对降低个体的癌症整体发病风险有着重要作用。这些健康生活方式与日常生活密切相关，特别重要的是远离烟酒、保持运动和健康饮食等。我们发现，在中国人群中，生活方式越健康，癌症发病风险越小，就算具有肿瘤家族遗传史或携带有某些遗传易感基因，通过健康生活方式也可以明显降低个人的癌症发病风险。我也一直在思考如何将这些科学发现更快、更好地传递给广大人民群众，成为他们在防癌路上的贴身"武器"！

很高兴看到《防癌真知：听大咖谈癌症筛查与预防》，这本与众不同的防癌科普书。郑莹教授是我在上海医科大学（今复旦大学上海医学院）公共卫生学院攻读博士学位时的同门师妹（导师俞顺章教授），长期致力于人群的肿瘤防治研究和科普宣传，值得钦佩。这本书选了一个很有吸引力的角度，通过对话 21 位知名肿瘤专家来谈癌症筛查与预防。这些专家具有权威性和影响力，访谈内容又非常贴近人民群众的日常生活，汇聚了科学、理性、严肃、实用的防癌抗癌知识，非常有利于传播推广，为大众所喜闻乐见。

癌症筛查与预防的知识普及不仅具有巨大的社会需求，也会带来不可估量的社会健康收益。在这方面需要源源不断的探索和创新，像如何符合大众的口味，如何在互联网传播时代持续地引发读者关注，如何深刻地影响一个人的观念和行为，等等。相信随着"健康中国行动"之癌症行动计划的深入推进，高质量的癌症预防科普书籍会持续涌现，让大众切实获益。

中国工程院院士　　**沈洪兵**

南京医科大学教授

2022 年 2 月

癌症是全球面临的重要公共卫生问题之一。据统计，全球2020年新发生的癌症数量几乎达到2 000万；2020年国人死于癌症的数量超过300万，大致相当于每10秒钟就有一个人死于癌症。

随着现代医学的进步，我们发现，癌症并不那么可怕，是可防可治的。如果现有的所有癌症防治知识都能转化为预防和控制措施的话，那么有一半的癌症是不会发生的；发生的癌症中，50%是可以通过早期发现而治愈的；人类因癌症所缩减的寿命大部分可以抢夺回来。为此，世界卫生组织给最近一版《世界癌症报告》加上了副标题——癌症预防研究，世界卫生组织总干事谭德塞博士更是在序言中呼吁"时不我待（We have no time to lose）"。

20世纪90年代初，我从预防医学专业毕业进入疾病防治机构工作，从起初的区域卫生规划，到专门从事肿瘤防治工作；从做群体的癌症防治项目，到个体化的癌症风险控制，一直在防癌抗癌的前线。在近30年的专业工作中，我发现一个令人忧虑的现象，尽管肿瘤医学已经取得了巨大进步，但是人们的认知——"谈癌色变"的心理或是置若罔闻的态度——如此根深蒂固，导致非常严重的后果。

在肿瘤医学中，一直有"防治并重"的观点。就我的职业经历看，普及癌症防治科学知识，完善和健全肿瘤登记监测体系，将癌症筛查项目纳入重点公共卫生服务，推进控烟和合理营养，推广癌症筛查与预防推荐建议和个体癌症风险评估等，这些工作对控制群体和个体癌症风险的有效作用也逐步显现。最近公布的数据显示，上海的癌症死亡率已经出现下降，癌症发病率上升势头得到遏制。

在多年的癌症防治工作中，我结识了许多医术精湛、学养深厚的医学专家。在与他们的交流中，我发现临床治疗内容谈得不多，倒是经常会热烈讨论怎么预防、怎么早发现。我想，除了我的专业以外，还有两个重要原因。一方面，专家们总会站在患者的角度考虑问题，常常叹息一部分病人怎么会这么晚来，只要早点发现，生存的概率会大幅提升；另一方面，他们常年战斗在癌症临床一线，为了治疗患者，他们密切关注学科的最前沿，及时将新技术迅速转化为治疗方案。每次与专家们交流，他们都表达出强烈的意愿：多给人们讲讲肿瘤筛查和预防的知识，可以拯救很多生命。

讲解癌症早筛和预防，没有比这些医学大咖更合适的人选了。丰富的临床经验让他们不仅对肿瘤的成因、症状、治疗方案和效果了如指掌，而且对于不同的患者特质、家族情况乃至生活习惯有深刻见解。严谨的科学训练和深厚的专业素养让他们能够准确且清晰地阐释肿瘤筛查和预防的原理和知识，对于肿瘤这样专业壁垒极高、后果严重的病症来说，这一点极为重要。在我多年的公共卫生生涯中，见过不少这样的情况：病人或家属被不靠谱的文章引入歧途。这也让我萌发出一种责任感：一定要做一本权威、严肃的肿瘤筛查与预防读物！

这一想法得到了我多年挚友黄琳博士——新华社《瞭望东方周刊》健康栏目的创始人、资深编辑的热烈响应。我们分工协作，经历了选题、策划、列访谈大纲、邀请专家、沟通见面时间、采访、成稿、核实数据、专家审阅定稿等诸多流程，8个月后，终于交出了这部书稿，虽然累，但是非常快乐。

在本书中，你将聆听到21位上海知名的肿瘤学临床、预防专家对常见的15种恶性肿瘤和遗传性肿瘤的真知灼见。在访谈中，专家们集中讲解癌症的病因、危险因素、个人的风险、如何预防、如何早期发现、预防和早诊的效果等，同时也邀请病理科、检验科的专家讲解广大患者对癌症相关检查认知上的常见误区。在内容编排上，基本以肿瘤发病顺位为序。为了便于读者朋友们更好地理解、选择和付诸行动，我们在专家访谈之后附录了上海市抗癌协会与复旦大学附属肿瘤医院向全社会发布的《居民常见恶性肿瘤筛查和预防推荐》中的相关建议及本人撰写的相关科普文章。我们相信，这些努力一定会对你有所帮助。

本书的出版，是我们在这个领域中探索和尝试的第一步，未来还会邀请更多专家，覆盖更多更新的科学内容，也会尝试更多新媒体传播。

最后，我们诚挚地感谢复旦大学附属肿瘤医院、上海市抗癌协会的大力支持，尤其感激受邀专家们百忙之中的无私奉献。当然，我们也非常渴望得到读者朋友们的支持：你们的反馈和建议将是我们最大的动力！

郑 莹

2022 年 2 月

目录

大咖心语

流行病学调查不是单纯进行流行病调查，而是据此解决疾病防治的问题，比如疾病防治的决策、计划、实施和健康促进。

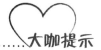

大咖提示

——对肝癌来说，接种乙肝疫苗是一个有效的预防手段。

——如果我国普遍戒烟，癌症发病率可以下降20%。

——针对启东肝癌发生的这些可能原因，我们提出了肝癌预防的七字方针：管水、改粮、防肝炎。

——出名的肝癌高发区有江苏启东海门、福建厦门同安、广东的顺德、广西的扶绥等地。

——预防比治疗重要，预防为主，尤其对于病因比较明确的肿瘤，比如宫颈癌、胃癌、食管癌、肝癌等。

俞顺章

俞顺章：
肝癌预防的中国式道路

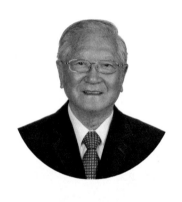

俞顺章， 1932 年生，复旦大学公共卫生学院流行病学教授，博士生导师，曾任院长、所长等职务。俞教授始终坚信"健康中国，健康上海"，是在"预防为主"的思想指导下干出来的。几十年来一直投身于预防和控制疾病的战斗中，在上海血吸虫病、甲肝、肝癌、SARS、禽流感等疾病防治工作中做出较大贡献，先后荣获各级奖励多项，受到业界高度肯定。目前，他仍在为预防医学和公共卫生事业的发展砥砺前行，奉献力量。

没人会料到，在 21 世纪几近走完 1/5 的时候，全世界都在忙着对付一种新型病毒。疫情此起彼伏，病毒出现变异，但公众的恐慌却不知不觉地慢慢消失。防疫数字背后，是流行病学专业人员马不停蹄的奔波，他们心细胆大速度快，是侦探员，又是狙击手，力图抢在病毒蔓延前将其"扑灭"。

这些工作，是复旦大学预防医学研究所流行病学专家俞顺章教授 60 年前就一直在做的事。在俞顺章教授看来，新冠病毒感染被发现就是典型的突发性公共卫生事件，它符合几个特点：突然发生，不易预测；范围广，影响巨大；形势严峻，损害严重；传播迅速，预防较难，控制不容易。

俞顺章教授是我国著名的流行病学家，几十年来活跃在我国重大疾病防治第一线，历经包括 20 世纪 80 年代控制上海甲肝大流行、2003 年上海抗击 SARS 的战役等 9 次重大突发公共卫生事件。

"确定肿瘤的高危人群，找到病因，是肿瘤防控的重要内容。"俞顺章教授也是我国肿瘤流行病学的先行者，他用流行病学的方法，寻找癌症在人群中的分布轨迹，并分析相关的致病因素，为预防和控制癌症提供可靠的依据。

90 岁的俞顺章教授说："我年纪大啦，也是和生命赛跑，希望能快一点。"自己搞了 40 多年的肝癌防治，基本上摸清了预防肝癌的方法，只要坚持做，10 年即见效。他已经向有关部门打了申请报告，正等待评估结果。

到肿瘤"案发"现场破案

您是如何开始肿瘤防治工作的?

俞顺章: 严格算来,是从 1973 年参加江苏启东肝癌调查开始的。当时在中山医院(现复旦大学附属中山医院)肝癌专科病房里,发现很多患者讲启东、海门的方言,就怀疑那里可能是肝癌高发区,正好那个时候,中科院生化所肿瘤组和中山医院肝癌组发现甲胎蛋白可能是肝癌的一个肿瘤标志物。中山医院和中科院生化所等都派人员到启东,在当地火葬场收集死者的死因材料后,发现肝癌是当地高发疾病,同时在当地肝癌患者病例检查中发现 60% 以上的患者甲胎蛋白呈阳性。

是什么导致启东成为肝癌高发区?于是,上海派出了 20 人的队伍到启东调查,这支队伍中有两个人是负责肿瘤预防的,一个是我,另一个是高汝聂主任,其他人都是做临床的。

那时候从上海到启东,先坐船,再换车。启东的公路很窄,并不好走,其中一辆救护车路上出了车祸,一个老护士长被撞成脑震荡。路上艰辛,当地条件也艰苦,几乎是一穷二白,没有自来水,大家用的水是从水塘里抽出来的。水进嘴里,味道很涩,用来泡茶,茶也不香。因此,我们到启东发现的第一件怪事是水。这里的水到底是什么情况?启东老百姓要开家院后门才能喝到水,后门出去是水塘,里面养鱼,也是全家饮水、用水的来源。

第二件怪事是在当地老百姓家里，粮柜就是床柜。柜子是祖辈传下来的，里面放玉米，即当地的主食，人睡在上面，自然加温，又潮又热，里面就会发霉。

第三件怪事是当地的肝癌有聚集性。一般来说，家族聚集是和家族遗传有关联的，我们最初怀疑是遗传问题，但是做了实地调查后，有一个很明显的事实告诉我们，这里的肝癌聚集和遗传无关。我们发现，在同一个家庭里，领养的子女（无血缘关系）罹患肝癌的比例跟亲生子女患癌的比例一模一样，这说明遗传不是一个主要的原因，主要的问题可能是环境因素。

如何确定环境因素导致当地肝癌高发？

俞顺章：做流行病学调查。比如水的问题，我们最初是感觉到水有问题，调查下来发现，肝癌高发的地方都是吃家院后门处的塘水，他们叫宅沟水，为什么叫这个名字？因为建房子挖土，被挖的地方就形成沟，就是水塘。

吃塘水为什么肝癌会高发呢？我们就做了一个比较全面的调查，当时我们搞预防的只有两个人，而整个启东有 44 个公社，我们不可能调查每个地方，怎么办？我们流行病学专业有个调研办法叫抽样调查。抽样调查有什么好处？一是以小窥大，二是以局部估总体。总体而言，就这句话：以小窥大，以局部估总体。

我们根据当地情况，决定抽调第 4 大队，正好那个时候人口普查做完了，政府掌握了一些基本的信息，包括每家每户成员的姓名、年龄、性别等，所以我们就拿到了这份资料。另外，当时也开始进行全国8亿人肿瘤流行病学回顾性调查，所以也有了癌症死亡原因的资料。有了以上这些材料，我们手头就有了相关的病例情况以及患者名单。根据这个名单，我们让大队队长、赤脚医生、会计等帮我们到每家每户调查，记录他们饮用什么水。用这样的方法，我们就把水的调查搞出来了，结果大吃一惊：吃宅沟水的人，其肝癌死亡率在70/10万人年左右，而吃浅井水的，只有十万分之十几人年，差距有好几倍。

塘水有问题？启东人不相信，于是他们请不同的人连续做了10次重复调查，结果都和我们做的一样。

肝癌预防：管水改粮防肝炎

除了高发，当地肝癌还有什么情况？

俞顺章：总体说来是"三高一低"。三高：一是发病率高；二是病死率特别高，生了癌症以后死路一条，有85%～90%的病死率；第三，治疗费用高。"一低"，即生存率低，过去的生存率只有4%～12%。所以老百姓一生了癌症，立马就瘫掉了，家里面也觉得承受不了，治疗一个肿瘤患者的话，会倾家荡产。

肝癌当时叫做"癌中之王"，这是全国肿瘤防治办公室主任李冰老师说的，她那时到启东一看，立即指示癌症问题一定要突破，这是重中之重。她这句话对我影响很大，所以40多年来，我就一直坚持做肝癌的流行病学研究，一辈子就做下来了。

还有哪些地方是传统上的肝癌高发区？

俞顺章： 以发病情况来看，当时出名的肝癌高发区有江苏启东海门、福建厦门同安、广东的顺德、广西的扶绥等地。

我们在肝癌高发区 106 个县市找了三个点做抽样流行病学调查，对调查数据进行测算后，发现肝癌死亡率与饮水、肝病和粮食密切相关。我们再结合 106 个县气象局的资料，发现其中的规律：易霉指数（即霉变指数，这是气象部门根据易霉变的气象环境条件制定的参数。当霉变指数为 0 时，一般不易发生霉变）和肝癌死亡率之间有密切关系。肝癌高发区大多的易霉天数总和在 300 天以上，比如启东和同安等地，夏季气温在 30℃以上，相对湿度在 80% 以上，又热又潮，雨水又多，所以这些地区去霉就较为重要。

找到当地肝癌致病因素之后，采取了哪些针对性防治措施？

俞顺章： 和肝癌相关的三大问题，依然是饮水、粮食、肝炎，其实就是致病三因素：肝炎病毒、粮食里的黄曲霉毒素，以及水里的藻类毒素。根据研究结果，针对启东肝癌发生的这些可能原因，我们提出了肝癌预防的七字方针：管水改粮防肝炎。

一是管水。即改变当地长期饮用沟塘水的生活习惯，改为饮用自来水或深井水。所以，从 20 世纪七十年代开始，启东就进行了相关改造，饮水问题逐步得到解决。

二是改粮。当地居民的主粮当时是玉米，而玉米储存不当容易霉变，因此预防的重心是劝说居民放弃玉米，可是那时候当地不生产大米且大米较贵，所以那时改粮的方案实施较为不易，后来生活条件好了，启东就放弃玉米为主粮了。

三是肝炎预防。从世界卫生组织发布的材料看，启东乙肝疫苗的接种情况并不太好，效果不如同期进行的我国台湾地区以及非洲的冈比亚。这可能有几个原因：一是因为当时进口乙肝疫苗的数量较少，接种量不足，疫苗是血源性灭活疫苗；二是当时接种规划的设计是逐步推行的，共分了 17 批实现接种，而不是使用经典的随机对照双盲现场试验，导致疫苗观察分散，随访也不完善，统计分析也较为困难，这使得观察疫苗效果方面出现偏差。

总体来说，当时预防措施贯彻下去有效果，但是还不够完善，步伐较慢。患者经过治疗，生存率不断提高，但主要流行区的肝癌仍是高发水平，这也导致肝癌的控制时间往后延迟了 20 年。

后来在江苏海门的肝癌数学模型图里，我就发现一个奇怪的现象：肝癌高发的地方，患者发病年龄偏低。做一些回归分析后，我发现这个结果是没问题的，因为肝癌有 20 年的潜隐期，这些年轻患者是在出生时染上乙肝病毒，和母亲有关系。比如，20 年前母亲带有乙肝病毒的话，孩子一出生就被传染上病毒，20 年后孩子可能确诊肝癌，所以切断母婴传播是关键，是重中之重，一些预防措施就要从母亲着手。广西的扶绥也是一样的情况。

俞顺章：这些问题慢慢都得到解决了。玉米的问题，启东、海门等地是在不经意中找到减少黄曲霉毒素摄入的办法。改革开放后，当地的小商小贩运玉米到上海，再把大米带回去，4斤（2千克）玉米换1斤（500克）大米，从而改变了主食结构。当地居民吃大米比例越来越高，体内黄曲霉毒素及其加合物浓度下降迅速，肝癌发病率也随之下降，根据我们的研究结果，发现下降了50％。所以说，群众是真正的英雄，他们在市场供需中解决了改粮的问题。

肝炎，尤其是乙肝问题的解决，也是遇到一个机遇。肝炎是母婴传播，小孩离开母体在产道内有挤压过程，血液污染不可避免，那怎么解决？切断母婴传播是最关键的问题。大概在1984年，中科院生物所的何葆光研究员做了研究，从母亲身体里取了病毒制作疫苗，即灭活的血源疫苗，但是没人敢用。我们教研室20个老师都接种了，发现都没问题，于是报上医大（即现今的复旦大学上海医学院）审批，记得当时的领导是冯光，批准后就推广，并且应用于阻断母婴传播，效果很好。上海的乙肝疫苗接种在全国领先，在30多年的乙肝疫苗接种措施贯彻中，儿童全程接种率达到了99％以上。数据显示，乙肝疫苗预防乙肝病毒感染具有长期的保护效果，年轻肝癌患者比例大大减少，接种疫苗预防肝癌的效果已经出来了。

总的说来，1972年江苏启东肝癌高发现场的流行病学调查、病因研究，总结并实施的肝癌预防措施，开启了富有中国特色的肿瘤预防先河，即肝癌预防的中国式道路：管水改粮防肝炎。

搞流行病学的九句箴言

对肿瘤流行病学调查来说，是不是要先发现一些奇怪的现象，然后再去寻找背后的原因？

俞顺章：我们搞流行病学，一个是特别注意这种小的地方，特别注意奇怪的地方，特别注意搞对照研究。比如，水的问题，就是沟塘水易被污染，深井水不易被污染，因为沟塘水里的藻类毒素多，深井水里没有藻类毒素；黄曲霉毒素也一样，黄曲霉多的地方，肝癌发病就高。流行病学调查和研究，就是在"一高一低"的对照里面翻跟头，其实就是发现差异，对照看差异，然后解释内在机制。

流行病学调查和流行病学的关系是什么？流行病学研究有哪些基本原则呢？

俞顺章：流行病学调查是流行病学的一部分，换句话说，流行病学调查不是单纯进行流行病调查，而是据此解决疾病防治的问题，比如疾病防治的决策、计划、疾病预防和健康促进，也就是我们说的四件大事。

搞流行病学，归纳起来有九句箴言。首先，流行病学研究分三步走：一是对照，哪里高哪里低，找到分布规律；二是生态，为什么高为什么低；三是对策，怎么解决。这是流行病学要解决的三个大问题。其次，流行病学有三句话：暴露者发病；不暴露不发病或者少发病；控制以后病减少。另外，解决问题有"三斧头"：一是去除病因；二是减少暴露；三是提高免疫力。搞流行病学的基本功就是以上这些东西。现在依然是这些，包括内外因素的消除等。比如，病因能去除就去除，如果无法去除，那就只好减少暴露。这九句箴言能搞清楚的话，就能搞好流行病学。

具体地说，一是要找到薄弱环节；二是找到病因，这样才可以做到防微杜渐；三是控制危险因素。比如 1978～1979 年宁波发生甲肝疫情，共有 3 000 例甲肝患者，上海市组织防疫部门和医学院有关人员到宁波进行调查，我们就用了前面说的那套办法（九句箴言），流行病学调查做得很漂亮，找到病因，就是食用泥蚶，控制了病情。在上海两次甲肝大流行，即 1983 年 3 万例、1988 年 30 万例的甲肝大流行中，用同样的办法，抓到了真凶——毛蚶，及时终止了上海的甲肝流行。

肿瘤流行病学研究也是如此。

对恶性肿瘤来说，要做到精准预防。现在的这个学科要用分子流行病学方法，寻找疾病流行的关键因素，薄弱环节一锤子打下去，也就是说，发现预防途径，采取断然措施，最后达到控制或消灭目的。

在肿瘤预防方面，根据您的研究，您有哪些具体的建议？

俞顺章：预防比治疗重要，预防为主，尤其对于病因比较明确的肿瘤，比如宫颈癌、胃癌、食管癌、肝癌等。从预防来说，必须加强以下几个措施。

（1）戒烟：吸烟与肺癌、食管癌、咽喉癌、口腔癌、胰腺癌、膀胱癌、肾癌等都有关。如果我国普遍戒烟，癌症发病率可以下降 20％。即使无法完全实现戒烟，少吸烟、开始吸烟年龄推迟等，也可有效降低肺癌等的死亡率和发病率。

（2）接种疫苗：比如接种 HPV 疫苗，预防宫颈癌。对肝癌来说，接种乙肝疫苗是一个有效的预防手段。因为乙肝病毒与肝癌有关。和非乙肝病毒携带者相比，乙肝病毒携带者患肝癌风险要高 11 倍。而且，要切断母婴传播。因为乙肝如果通过母婴传播的话，可导致婴儿患肝炎，然后容易变慢性肝炎、肝硬化和肝癌。研究发现，如果婴儿能普遍接种乙肝疫苗，可以使人群中乙肝减少 80％，肝癌至少下降 50％。在儿童、青少年以及成人中普遍接种乙肝疫苗，会降低肝癌发病率。

（3）合理膳食：比如降盐和降脂，多吃蔬菜和水果。随着经济水平的提高，我国人民生活条件的改善，居民的饮食结构中，高盐、高油、高糖食品摄入过多，这是必须要注意的一个问题。上海居民食盐的摄入量每天每人为 12 g，而世界卫生组织建议的仅为 5 g。由脂肪所产生的热量不应超过总热量的 30％，上海人均水平已超过这个比例，超重和肥胖人数增多。这些因素都可能导致乳腺癌、大肠癌和胰腺癌等发病率上升。所以，要合理均衡膳食，要管住嘴、迈开腿。

此外，要定期筛查。前面几项措施是从病因上预防癌症，从根本上解决癌症的问题。如果没有做好，发生癌症的话，那就要尽早发现、尽早确诊、尽早治疗，也就是我们说的预防的第二道防线：筛查。做好定期体检和高危人群的定期筛查，也可有效控制癌症。

近一半癌症可预防

避免因癌症死亡，实际上已经有了比较成熟的办法，这也是全球科学家的共识，那就是：将近一半的癌症是可以预防的；没被预防的癌症，则可以通过早发现来挽救生命。

发达国家的经验已经证实，积极预防和早发现可以避免癌症死亡。根据美国最近公布的癌症数据，从 1991 年到 2018 年，美国的癌症死亡率下降了 31%，避免了 320 万人的癌症死亡。这些癌症死亡病例，主要集中于常见的四种癌症，即肺癌、乳腺癌、大肠癌和前列腺癌。由于广泛实施控制吸烟等预防措施、癌症筛查的早发现措施，这四种癌症的死亡率持续下降，死亡风险下降了 40%～50%。

要避免死于癌症，第一步就要做好预防，预防虽然不能保证不得癌，但可以使每个人得癌症的概率大大下降。随着年龄的增长，每个人得癌症的风险是会逐渐增大的，要对抗这个风险，需要针对自身的癌症风险，采取相应的预防措施，减少那些可预防的危险因素。

同时，降低癌症风险也是一个社会的系统性工程。政府和公共机构可以通过改善环境、提供公共卫生服务、创造支持性环境等，来促进整个社会的系统性改善。而我们每个人也需要担负起自己的责任，"我的健康我做主"，通过积极的预防行动，降低自己的癌症风险。

具体怎么做？

首先，改善生活方式。与癌症相关的最重要的生活方式是吸烟、饮酒、不健康的饮食、静坐以及超重肥胖等。

研究发现，吸烟直接导致了 22％ 的癌症死亡，其中包括肺癌、食管癌、喉癌、口咽癌、肾癌、膀胱癌、胰腺癌、胃癌和宫颈癌等。大量饮酒是许多癌症的危险因素，包括喉癌、口咽癌、食管癌、肝癌、结直肠癌和乳腺癌等。饮酒越多，癌症的风险越高。俗话说"烟酒不分家"，如果饮酒的同时还重度吸烟，上述癌症的风险会成倍增加。

在过去 30～40 年，又有三种可预防的癌症危险因素引起关注：体力活动不足、静坐和超重肥胖。世界癌症研究中心最近发表的研究结果显示，所有与这三种危险因素相关的癌症负担达到 20％～40％。超重肥胖与 12 种癌症风险增高有关。研究也发现，进行体力活动可以降低 13 种癌症的风险。世界卫生组织最新的运动防癌建议是：每周进行至少 150 分钟中等强度的运动，或者 75 分钟高强度的运动。

美国癌症协会做过估算：不吸烟可以使癌症减少 19％；保持健康体重，可以使癌症减少 8％；不过量饮酒，可以减少 6％ 的癌症；增加运动和改善饮食，可以减少 5％ 的癌症。仅仅推广健康生活方式，就可以让美国的新发癌症减少大概 40％。

其次，接种疫苗。特别是占癌症死亡前列的肝癌和宫颈癌，都是可以通过疫苗预防的癌症。

我国是肝癌大国，肝癌发病占全球总量的一半以上，而且绝大部分肝癌都与乙肝病毒感染有关。而乙肝病毒感染可以通过接种乙肝疫苗加以预防。我国在 30 年前开始将乙肝疫苗接种纳入计划免疫项目，每个新生儿都有机会接种疫苗，为他们一辈子抵御乙肝病毒的感染提供了保证。而对没有机会接种的成年人来说，通过各种途径，比如筛查、就医，都有机会发现自身乙肝病毒感染状况，通过规范的治疗和疾病管理，也可以控制病毒活动，阻断癌变的途径。

宫颈癌大约占全球所有癌症死亡原因的5％。世界卫生组织最近向全球提出了"2030年消除宫颈癌"的目标，原因就是我们有了对付宫颈癌的有力武器——HPV疫苗。HPV疫苗从宫颈癌的病因入手，预防HPV感染，从而使得绝大部分的宫颈癌不会发生。同样，对于没有机会接种的成年人来说，可以通过定期参加筛查的方法来预防宫颈癌。这是因为从筛查可以查出的早期病变，到发展成为宫颈癌还有10年左右的时间，完全有机会让医生采取规范的治疗，消除癌变的可能。所以，为了让更多的人免遭癌症侵袭，接种疫苗是最理想的办法。

第三，做好体检。

即使错过了预防的机会，我们也可以通过筛查提前发现很多常见的恶性肿瘤，并经过规范的诊断治疗，达到避免死于癌症，或者避免因癌症损失寿命的效果。比如美国的数据显示，结直肠癌死亡率的持续下降过程中，筛查和早发现的贡献达到了50％。

要达到早发现、早诊断和早治疗并不容易。很多人心存侥幸，认为一次筛查正常了，明年就不用查了。或者连续几年体检都正常，就再也不去体检了，觉得正常就不用检查了。类似想法是错误的，因为随着年龄的增长、危险因素的暴露，每个人每个时期的癌症风险都不一样，今年检查正常了，不代表明年就会正常。很多早期癌症甚至癌症前期病变，就是通过年度体检查出来的，这为我们赢得了早诊断、早治疗、治愈癌症的宝贵机会。

很多地区如今都开展了大规模的乳腺癌、宫颈癌和大肠癌筛查，筛查方法简便易行，没有创伤，筛查服务在家门口，非常方便，因此只要符合条件，大家都应该积极参加。

降低患癌风险，避免死于癌症，还有很多其他的方式方法，根据每个人的风险程度不一样，应对的措施也可能不一样，但以上三个方面是我们每个人需要做而且能够做到的。

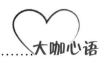

大咖心语

前途是光明的，道路是曲折的，但是我们现在可以说，道路比以前直了。

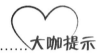

大咖提示

——抽烟和肺癌中鳞状细胞癌和小细胞癌相关度高，其中小细胞癌恶性程度最高，往往发作时已到中晚期，不好控制，死亡率也高。

——近20年来女性肺癌发病率一直在上升中，比如上海的数据显示，肺癌已经超过乳腺癌，成为上海女性发病率第一的恶性肿瘤。

——肺癌主要危险因素是吸烟，所以戒烟是预防肺癌最有效的途径，戒烟越早，肺癌发病率降低越明显。

——结节不等于癌，而是肺部里有点瘢痕，就像人老皮皱有皱纹，肺部90%以上的结节都不是癌。

——肺癌高危人群定期筛查，可以早期发现肺癌，提高长期生存率。

廖美琳

廖美琳：
2035 年肺癌防治实现什么目标

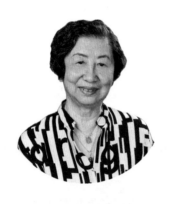

廖美琳， 1934 年生，肺内科教授，主任医师，国务院特殊津贴获得者，国内外享有盛誉的肺癌领域专家。历任中华医学会理事、中国抗癌协会临床肿瘤学协作专业委员会（CSCO）主任委员等。在小细胞肺癌临床领域的研究，改变了"小细胞肺癌不能手术"的观点，取得国际领先成果。自 20 世纪 80 年代起，在国内率先开展多项肺癌化疗的新药研究、国际间小细胞肺癌化疗结合手术随机研究、高危肺癌人群早发现研究、肺癌分子生物学和预后的研究等，对肺部肿瘤学科发展做出了重要贡献。发表 200 余篇论文，主编《肺癌》《肺癌诊治规范》《恶性胸膜间皮瘤》《肺部肿瘤学》《微小结节肺癌》等专著。

"您希望肺癌防治在 2035 年实现什么样的目标？"

"彻底消除吸烟对肺癌的影响。"廖美琳教授说，从现在开始戒烟的话，15 年后会有效果。作为我国肺部肿瘤学权威，上海市胸科医院首席专家廖美琳教授在 60 多年的行医经验中，有 50 年是和肺癌打交道，治疗过许多被香烟"残害"的肺癌患者，因此讨论肺癌的预防，"戒烟"成为她提及最多的一个词。

15 年的期限，是因为她最近看到资料介绍美国已把戒烟 15 年后的人排除在肺癌高风险人群之外。88 岁的廖美琳，依然每天查阅最新学术资料。这个习惯从 50 年前开始，当时上海市胸科医院开设我国首个肺癌专科病房，廖美琳的工作转向肺癌诊治。作为第一批从事肺癌诊疗的医生，廖美琳在临床上遇见的问题几乎都是新问题，只能不断学习。每晚学习到深夜，几十年如一日的坚持，这种孜孜不倦的学习，是她一直站在我国肺癌发展前沿的"不二秘诀"。

在我国肺癌研究领域，廖美琳被同行尊为"执牛耳者"：开创了肺癌治疗的一个个"先河"：开创小细胞肺癌治疗先河，开创我国女性肺癌研究先河……

早在 20 世纪 80 年代，廖美琳教授就挑战肺癌里最难对付的小细胞肺癌，以往小细胞肺癌患者的长期生存率仅 5%，她总结研究了上海市胸科医院小细胞肺癌的手术结合化疗病例，随访结果显示，长期生存率达到了 36%。但她并未停下步伐，打开了一个又一个肺癌领域的新图卷，比如率先进行肺癌多学科治疗，将靶向治疗等新的治疗方法运用于非小细胞肺癌，探索肺癌免疫治疗，等等。

廖美琳教授每周有两次半天门诊，和多年前相比，她如今面对患者心里踏实多了，她会告诉患者，即使是肺癌晚期也不用害怕，"晚期不等于末期"，现在医生能用的方法很多。在她看来，肺癌已经逐渐转化成慢性病，国内医院先后开展筛查、手术、放疗以及药物治疗等，疗效有了显著的改善，尤其在有全身作用的药物治疗下，肺癌长期生存率有了明显的提高，不再是绝症。

肺癌严重威胁人类健康，是我国近 30 年来发展最快的恶性肿瘤。数据显示，2020 年我国肺癌发病数和死亡人数都远远领先于其他恶性肿瘤。其中，肺癌新发病例 82 万，占所有癌症新发病例的 17.9%；因肺癌去世的人高达 71 万，占癌症死亡总数的 23.8%。

廖美琳教授指出，肺癌预防非常重要。在治疗方面，我国肺癌治疗领域发生了巨大变化，在临床研究、诊疗创新与可及性等方面都取得了飞速进展，加速了肺癌向慢性病转化的进程。同时，在靶向治疗、免疫治疗等多种治疗手段的联合下，肺癌患者的长期生存率进一步提高。

肺癌最大的风险是吸烟

肺癌有哪些类型？和吸烟关系密切的是哪些类型呢？

廖美琳： 肺癌按其细胞形态特征和生物学行为，可分为非小细胞肺癌和小细胞肺癌两种类型。非小细胞肺癌占肺癌的 80% 左右，可分为腺癌、鳞癌及其他亚型，其中鳞癌和吸烟关系密切，往往局部生长较多，转移发生较慢；腺癌占肺癌的 50% 左右，多见于女性，局部生长较为缓慢，在肿瘤较小时往往就发生了转移，但腺癌中半数对靶向治疗有效。小细胞肺癌占肺癌的 10％～15％，生长迅速、转移快、恶性程度高、容易发生耐药、早期转移，在以往的报告中最低生存期仅为 3～6 个月。

我们对小细胞肺癌的治疗存在着一个认识提高的过程。20 世纪六七十年代，小细胞肺癌仍被视为外科治疗的禁忌证，即不能动手术，只能化疗或放疗。化疗开始有效，但不能持久，往往 6 个月后就会复发，而放疗也只能起局部治疗作用，所以那时大家的一个印象是小细胞肺癌一确诊便相当于被直接判死刑，没有好的治疗手段，很悲观。到了 20 世纪八十年代，随着化疗药物的应用和发展，治疗效果显著提高，同时也推进、发展为联合其他治疗方法的应用（多学科治疗），在化疗的推进下，手术、放疗技术设备改进，使得治疗效果有了较明显的提高，比如上海市胸科医院总结的手术化疗结合的治疗方法，结果有 1/3 的患者可获得长期生存，经过对手术后标本的检查，发现有 3 例患者的癌细胞全部被杀灭，因此临床上开始采用手术、化疗、放疗结合的多学科治疗，提高了小细胞肺癌的长期生存率。近年免疫治疗的开展也已提示可联合化疗提高生存率。

您看门诊的时候都要问患者是否抽烟，为什么要如此强调戒烟？

廖美琳：抽烟是第一大害，对人无任何好处。肺癌是和不良生活方式有关的癌症，不良的生活方式中，最重要的就是抽烟。所以，我看门诊时，都要问患者是不是抽烟。很多肺癌患者都抽烟，大部分患者一天一包甚至一天两三包香烟，而且烟龄较长，往往有二三十年以上的抽烟史，多数患者吸烟开始早，烟龄长达三四十年。

吸烟和肺癌的关系，已有大量资料证明的，也是得到全世界公认的。长期大量吸烟的人，患肺癌的概率比不吸烟者要高出 10～20 倍。

肺里的支气管上皮都有纤毛的，要在显微镜下才能看见。纤毛不停地从下往上挥动，一些物质进入呼吸道以后，纤毛会把它们扫出来，就像眼睫毛一样，可以挡住一些外来的有害物质。但是抽烟的话，香烟里的尼古丁会毒害纤毛，脏东西无法排出，慢慢就会导致肺气肿、慢性支气管炎、肺心病、肺癌等疾病。我做呼吸科医生的时候，就发现好多慢性支气管炎、肺气肿患者就是吸烟导致的，他们当中，不少人年纪大了后患上了肺癌。

绝大多数肿瘤的发生与基因发生突变有关，其中癌基因和抑癌基因在肿瘤发生中起关键性作用。烟草中含有的化学物质，如多链芳香烃类化合物（如苯并芘）和亚硝胺都有很强的致癌活性，可以通过多种机制导致支气管上皮细胞 DNA 损伤，从而激活癌基因，并使得抑癌基因等失活，引起细胞变异，导致癌变。也就是说，吸烟导致呼吸道免疫机制失衡，容易刺激细胞发生变异，变成坏细胞，触发肿瘤。

另一方面，抽烟和肺癌中鳞状细胞癌和小细胞癌相关度高，其中小细胞癌恶性程度最高，往往发作时已到中晚期，不好控制，死亡率也高。

肺癌有哪些高危因素

您曾研究女性肺癌发病率上升的问题，有什么发现吗？

廖美琳：2005 年我们就做过上海地区女性肺癌的研究，发现女性罹患肺癌的比例在上升。我们发现，在女性肺癌患者中，吸烟和肺癌的关系似乎不如男性那么明显，女性吸烟率明显低于男性，上海调查结果显示该比例仅 5％，但是近年来女性吸烟率有所上升。另外，我们也发现，女性似乎比男性更不愿意戒烟，认为是一种时尚，很有魅力，甚至还错误地认为，吸烟有助于保持苗条的身材。

您提到抽烟跟肺癌有密切关系，但是最近的研究发现，上海不抽烟的女性肺癌发病率升高，这是什么原因？

廖美琳：不吸烟女性肺癌发病率上升，主要是腺癌，不属于我前面提及的和吸烟密切关联的鳞癌和小细胞癌。小细胞癌是肺癌中最凶险的类型。

腺癌是女性常见的肺癌类型，和吸烟关系不如鳞癌那么密切，大多起源于较小的支气管黏膜上皮，因此腺癌多位于肺的外周部（即周围型肺癌），呈圆形，常靠近胸膜。肺腺癌在疾病早期往往无明显症状，常常在胸部影像学检查时发现，这几年上海不吸烟女性肺癌（腺癌）发病率上升，一是筛查技术更先进，更容易发现；另外，女性可能到医院体检的积极性较高，提高了发现肺癌的概率。

女性肺癌可能和雌激素有关系，和空气污染也有关，包括灰尘、各种颗粒物等。也有人说厨房油烟导致女性肺癌高发，也曾有研究发现，肺癌家族史和女性亲属的关系倾向较大，母亲和姐妹有肺癌的话，其患肺癌风险可增加 2～3 倍。

除了吸烟之外，肺癌还有哪些高危因素？

廖美琳：首先从性别和年龄来看，肺癌第一危险因素是年龄，年龄越大风险越大；肺癌与性别也有明显关系，肺癌素有"男性癌"的绰号，但是近 20 年来女性肺癌发病率一直在上升中，比如上海的数据显示，肺癌已经超过乳腺癌，成为上海女性发病率第一的恶性肿瘤。就年龄来看，肺癌在 40 岁后发生率高，所以目前认为年龄≥45 岁的人为肺癌高风险人群。

更要强调的是，肺癌主要危险因素是吸烟，所以戒烟是预防肺癌最有效的途径，戒烟越早，肺癌发病率降低越明显。

还有职业致癌因素。工作环境中含有砷、镍、石棉等物质，如果长期接触这些有害物质，会增加患肺癌的概率。所以，减少职业致癌物的暴露、参加定期检查就能降低肺癌发病率和死亡率。

还有空气污染。这包括两种情况，一种是大气污染，大气中存在致癌因子如砷、镍等，但近年来政府采取了一些措施比如许多工厂搬离城市等，减少了大气污染。另一种是室内污染，包括煤焦油、煤烟以及烹饪时产生的油烟等，所以在室内要保持良好的通风，减少油烟排放，禁止吸烟。

此外，雌激素是引起肺癌的一个高危因素。同时，有肿瘤家族史的，当年龄超过 45 岁，就要提高警惕，定期检查。

此外，慢性肺部疾病，如慢性支气管炎、肺结核等，这些疾病患者罹患肺癌的风险比普通人群高。

肺癌的预防建议，概括起来有几点：戒烟；有职业暴露危险者应做好防护措施；注意避免室内空气污染，比如被动吸烟、明火燃煤取暖、接触油烟等；大气严重污染时，避免外出和锻炼；有呼吸系统疾病者，要及时规范地进行检查。

和上述高危因素相关的人群应该去做肺癌筛查吗？

廖美琳： 筛查在英语中叫 screening，是要从表面健康的人群中发现某种疾病的高风险人群，以便进一步诊治。肺癌的高风险人群包括：年龄 45 岁以上；吸烟；有职业致癌因子的人，比如周围环境中有放射性元素，且通风不好；有恶性肿瘤病史或肺癌家族史；有肺部慢性病患者，比如患有肺结核、慢性阻塞性肺病和尘肺等慢性肺部疾病的人等。以上任何一种人群，都需要定期做体检，建议每年做一次胸部低剂量 CT 检查。

肺癌高危人群定期检查，可以早期发现肺癌，提高长期生存率。研究显示，在对 300 多例早期肺癌患者手术后发现，其长期生存率高达 96％，预后也很好。所以在肺癌三级预防中，肺癌的筛查和早期诊断属于二级预防，可以实现肺癌的早诊早治。肺癌的一级预防是病因干预，也就是前面提到的高危因素预防。

避免结节恐慌症

如果体检查出结节怎么办？现在大家似乎有结节恐慌症，一有结节就害怕。

廖美琳：是存在这样的情况。患者有时候看到一个结节就觉得很害怕，惊慌失措，整天担忧。我告诉患者，结节≠癌，而是肺里有点瘢痕，就像人老皮皱有皱纹，90％以上的肺部结节都不是癌，这不是凭空说的。肺部毛玻璃结节中，有80％甚至90％以上是炎症，或以往曾是肺部炎症，但是其他的良性病变，比如局部肺不张、出血、梗死-纤维化等，是会有变化的。致癌因素不断刺激，肺部逐渐纤维化，无论哪种肺癌的高危因素都能促使肺部细胞分化不良、发生变形，即出现不典型的上皮增生。开始的时候我们把这种现象叫做不典型腺瘤样增生，即AAH（atypical adenomatous hyperplasia），后来在2004年世界卫生组织的肺癌组织学分类中，AAH被认为是肺癌的癌前病变，然后它慢慢变成原位癌。现在原位癌很多，因为设备好，能发现很小的病灶。AAH中可见局灶性，有不同的边缘，直径常常＜5毫米，常呈类圆形，或呈毛玻璃阴影，并且逐渐增生分化发展成在原地生长的、不侵犯其他部位的原位癌，继而转为轻微浸润的微浸润，后期发展成为浸润癌。

值得注意的是，整个变化过程较长，而且在这个过程中，有时候变化会发生中断，甚至不变。一般来说，2～3年不变的话，肺癌发生的机会较低，但是有些结节生长缓慢或复苏后也有继续发展变化的，所以定期观察随访非常有必要。

大家担心的"肺癌"，进行性增大是其主要的特点；而病灶微小时，并没有症状，所以只要坚持随访，观察结节的演变就可以了。具体如何做，要听医生的安排。患者心理健康也要重视，不要认为肺上长了东西就恐惧。

微小结节癌是一种比较早期的肺癌吗？

廖美琳：肺部微小结节指直径≤2厘米的病灶，绝大多数为早期，可以通过靶灶三维成像把小结节放大，看看里边，如果有空腔，有颗粒，支气管状空隙，边缘不规则，那就要由专科医生来确定可能的风险。肺部很多疾病都会形成结节，医生会从微小结节中鉴别出肺癌，并进行手术或放疗干预。所以对患者来说，检查出结节不用慌张，医生不会放任不好的结节生长，更不会在没有明确诊断的前提下，进行不必要的手术。手术的话，也是很慎重的，比如有的患者会长几个病灶，是多发性的，那么医生会根据变化进行随访观察，再决定是否手术和如何手术治疗，并选择治疗方案。

您认为肺癌有希望变成慢性病吗？

廖美琳：世界卫生组织说让癌症变成慢性病，即癌症慢病化，现在我们肺癌也可以这么讲了。二十世纪七十年代，上海市区晚期肺癌患者确诊后只能存活7个月，最新的报告说用免疫药物治疗让晚期肺癌实现31.9%的5年生存率，也就是1/3的人可以实现5年生存率，以前才

2%。我看了很高兴，看门诊也来劲了。以前肿瘤医生在一起开会的时候，我们肺癌医生没有什么话语权，现在肺癌诊治办法比较多，有靶向治疗，新的药物不断出来，又有免疫治疗，所以肺癌会成为慢性病。患者的生存期越来越长了，活5～10年的患者并不罕见，无侵犯的早期肺癌或经多学科治疗成功的病例也可能达到根治目的，但是必须听从专业医生的意见。

因此，前途是光明的，道路是曲折的，但是我们现在可以说，道路比以前直了。

特别提示

不可不知的致癌物

顾名思义，致癌物就是在人类生活的环境中，能够增加人类患癌风险的各种因素，包括化学物质、职业暴露、物理因素、生物因素和生活方式等。

从1971年开始，国际癌症研究机构就组织专家组，收集世界各国的各种因素与人类致癌危险性的研究资料，并对其作出评价。整个过程比较复杂，简单而言就是挑选全世界从事相关研究的顶级专家聚集在一起，提交相关证据，并按一定的程序，由专家评议后给出意见，最后总结致癌物评价结果，对致癌物进行分类。

对致癌物的评价包括的内容非常多，大致有三个方面。一是评估每种因素是不是致癌，致癌的严重程度；二是确定致癌物与什么部位的肿瘤有关系，是不是因果关系，已知或可疑的关系是不是可信；三是探明致癌的机制，从根本上解释致癌物是如何致癌的，使得从人群中观察到的现象得到科学解释。

现行的分类有四类，分类的依据是三个标准：在人群中是不是有充分证据证实致癌；动物致癌性实验中是不是有充分证据证实致癌；有没有其他证据。

根据已经获得的证据，按照上述三个标准，会得出不同的组合，分别归到以下四类中。

一类致癌物指"对人类为确定致癌物"。原国家食药监总局公布了116种，国际癌症研究机构发布的是120种。归到这一类的致癌物，说明其对人体致癌证据非常充分，建议人们应该尽量避免接触。与人们日常生活关系密切的此类因素有很多。比如，吸烟、被动吸烟和无烟烟草，均被列为一类致癌物。与饮食有关的包括酒精饮料、霉变食物产生的黄曲霉毒素、烧烤食物产生的苯并芘、富含亚硝酸盐的食物所产生的亚硝胺、咸鱼等，南方人爱嚼的槟榔果也列在其中。还有一些生物因素，比如幽门螺杆菌的慢性感染、乙肝病毒的慢性感染、丙肝病毒感染、人乳头瘤病毒感染、华支睾吸虫感染等，这些感染因素是发展中国家癌症高发的主要原因之一。据估计，在这些发展中国家，有1/4的癌症由感染因素所导致。因此，应尽量采取预防措施，比如接种疫苗来避免感染，定期接受体检，早期发现感染，采取相应的治疗措施控制感染向癌症发展。这一类还包括太阳辐射、室外空气污染和室内空气污染（家庭燃烧的煤和烟草烟雾）。建筑装修材料使用的苯、甲醛、焚烧垃圾产生的二噁英、医疗或其他途径接触到的X线和γ线，以及绝经后的雌激素治疗，也在此列。

上述致癌物的致癌过程一般很长，受到人自身遗传背景、接触时的年龄以及其他暴露影响。换句话说，接触了上述任何因素或物质，虽然不会马上得癌，但是患癌的风险确实会明显提高。所以切勿心存侥幸，应尽量避免接触或暴露。

二类致癌物是"可能对人类致癌"。原国家食药监总局公布了357种，国际癌症研究机构发布的是380种。这一类又被划分为两种：很可能是人类致癌物；可能是人类致癌物。不同分组并不代表致癌性的高低，只代表现有致癌性证据的水平高低。同样，对于一类和二类致癌物，其区别也在于证据水平。一类致癌物的证据是板上钉钉，二类致癌物则是有重大嫌疑。这一类中，与日常生活关系密切的包括超过65℃的热饮、腌制蔬菜、杀虫剂、汽油、柴油、铅、樟脑丸的主要成分萘酚、滑石粉等。有意思的是，国际癌症研究机构将食用红肉列为2A类即"很可能是人类致癌物"，但原国家食药监总局的清单中并未出现。

从预防癌症的角度看，二类致癌物既然有重大嫌疑，在日常生活中也应尽量远离这些物质和因素。

对人类致癌性暂不能分类的，属于三类致癌物。具体来说，是指由于目前的资料不足，尚不能就其对人类致癌性进行分类评价的物质。原国家食药监总局公布了499种，国际癌症研究机构发布的是502种。需要注意的是，归属这一类的物质或因素，并不是说不具有致癌性，而是按现有证据无法确定是否具有致癌性，需要对这些物质或因素进一步研究，掌握更多的证据后才能对其是否对人类致癌进行判断，因此不能视作安全的保证。

第四类是很可能不是人类致癌因子，指在人类和实验动物当中均提示缺乏致癌证据的物质。目前在分类中，仅有一种物质，即己内酰胺磺酸酯。

这些致癌物的评价，都有一个更新的程序，有的级别会上升，有的级别会下降。出现新证据的话，国际癌症研究机构会组织专家进行重新评估，重新分类。

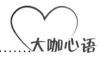

大咖心语

用最少的 CT 检查次数、最合理的 CT 检查间隔时间，达到早期筛查出肺癌的目的。

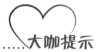

大咖提示

——在所有恶性肿瘤中，肺癌的死亡率和发病率都是前几位。

——对于首次发现的磨玻璃样结节，必须经过 6～12 个月的随访。

——不吸烟的年轻女性人群肺癌发病率上升，背后的原因目前尚不清楚。

——肺癌 I 期患者的 5 年总体生存率可达 88％，可惜有 57％的患者发现时已经是晚期了，这导致肺癌的 5 年总体生存率只能维持在 14％～18％。

——对于非高危人群（主要是不抽烟人群）的筛查，总结起来就是两点：一是将第一次 CT 检查的时间提前到 30 岁左右；二是随访的间隔时间根据个体情况定为 2～10 年。

陈海泉

陈海泉：
非高危人群如何做好肺癌筛查

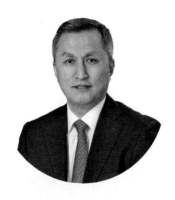

陈海泉， 1963 年生，医学博士、主任医师、教授、博士生导师。现任复旦大学胸部肿瘤研究所所长、复旦大学附属肿瘤医院胸外科主任及胸部肿瘤多学科首席专家，兼任中国医师协会胸外科医师分会副会长、上海市医学会胸外科专科分会候任主委、上海市抗癌协会胸部肿瘤委员会主任委员，美国胸外科学会（AATS）会员发展委员会委员、教育委员会委员、胸外科临床实践标准委员会委员，美国胸外科医师协会（STS）国际理事。担任多本英文杂志的编委或副主编，以通讯作者或第一作者在国内外权威 SCI 期刊上发表论文和特邀专家综述 210 余篇。

2021 年 5 月 5 日晚上 8 点，应美国哈佛大学医学院附属布莱根妇女医院邀请，复旦大学胸部肿瘤研究所所长、复旦大学附属肿瘤医院胸外科主任陈海泉教授做了一场跨越太平洋的"云上"学术报告，报告主题是关于早期肺癌个体化手术治疗策略方面的思考和实践。

陈海泉教授作为一名资深胸外科医生，手术几乎伴随着他迄今为止整个职业生涯，但是他在访谈中提得最多的是提醒大家"开刀要谨慎"！早期肺癌患者是不是一定要手术？手术时机如何选择？这些也是他给哈佛大学医学院附属布莱根妇女医院的同行们分享的部分内容。

随着大家对健康关注的增加，越来越多的人开始重视体检，不少人发现自己体检报告中出现"肺结节"一词。什么是肺结节？通俗地讲，结节即肿块；肺结节，就是在肺部形成的肿块。对该问题的处理，陈海泉教授的说法是："手术切除肺结节更要谨慎！"

一个有趣的现象是，虽然陈海泉教授不愿意手术，但他所在的复旦大学附属肿瘤医院胸部肿瘤多学科诊疗中心依然是全国最大的毛玻璃结节手术中心，来他这里做手术的患者不减反增。也许是因为越来越多的患者知道，陈海泉医生不会"乱开刀"。

不用开刀的肺结节，一定不要开

如果我们体检发现肺部有小结节，是不是越早处理掉越好？

陈海泉： 体检发现肺部小结节的话，如何处理，什么时候处理，都要看具体的情况。但是一些患者一看到体检单上有肺部小结节，就要求开刀，不开还跟我吵架，质问我为什么不给他开刀。

肺部结节并不等于肺癌。恶性的可能是原发性肺癌或肺内转移癌，但有的是炎症、结核、真菌等导致的肺部疾病形成的结节，属于良性。部分良性病变，长时间之后也可能转化为恶性，但是时间很漫长。

我一直说，不要一看到像肺癌的磨玻璃样结节就急着开刀。那些经医生判断像肺癌的磨玻璃结节，最好先随访半年，如果随访半年没什么变化，这些结节往往表现为一种惰性，疾病进展极其缓慢，那 90% 的概率是恶性的；如果很快变大，大概率是炎症。即使最后是肺癌，也不会因为晚了半年手术有什么影响，因为这类结节的手术窗口期很长，早开半年还是晚开半年，并不影响愈后。因此，即便要手术处理，也不用急于一时，选择一个合适的手术时间为好。

什么是合适的手术时间？

陈海泉：合适的手术时间取决于不影响你的职业生涯，不改变你的人生轨迹，挑一个这样的时间去开。比如说，你现在是三四十岁，是职业最好的发展阶段，你开个刀可能对你的心理有影响，也可能对你在周围人群的心目中的形象有影响，甚至原本你要被重用被提拔了，那就等一等，等过了这段对你职业很关键的点再去开刀。我有个患者，一个马上要结婚的小姑娘，原本可以不急着开刀的，结果一开刀，婚结不成了，她的男朋友没问题，但男朋友的妈妈不同意了，她不愿意儿子找一个做过"肺癌"手术的女朋友。

解决这个事情，就记住一点，如果是磨玻璃样结节，根本就不用紧张，90％以上的是惰性的，什么时候有空什么时间开，今年没空，明年开；明年没空，后年开。实际上，有的小结节3～5年甚至10年后再手术切除，都来得及的，这也不影响你的生命。从另一方面来说，你的生活轨迹没有变化，生活质量也较好，只是要做好定期检查和随访。

每年都要去做一次胸部低剂量CT检查，这是目前肺癌筛查最有效的手段吗？

陈海泉：这要看具体的情况而定，看属于哪一种性质和类型。

目前对于肺癌筛查的一个争议点是会不会造成过度治疗，也就是说，筛查发现怀疑是恶性结节，但手术后病理证明又是良性的。这个非常困难，国内外现有的诊治水平都还不可能做到100％准确。

2011年国际肺癌研究协会（IASLC）建议，肺部手术的良性比例应该控制在15％以下。我们研究了2010～2019年复旦大学附属肿瘤医院胸外科手术切除的肺结节良性比例，结果发现，通过质量控制和改进，良性比例逐年下降，从14.5％下降至6.2％。尤其是磨玻璃结节的良性比例下降趋势更为明显。这说明在过去10年里，我们的准确率都在90％以上。

对于首次发现的磨玻璃样结节，我们的处理经验是必须经过6～12个月的随访，确认是持续存在的磨玻璃结节，才选择合适的时间手术切除，这样可以有效降低良性手术比例。

实性结节的良恶性诊断，相对来说比较难以判断，手术指征及手术时机的选择存在较多争议，仍需进一步研究。

既要做到不漏诊，又要做到不过度治疗，是很困难的吧？如何平衡呢？

陈海泉：基于过去 10 年的经验，我提出了关于开刀的三个原则：第一，良性的不能当成恶性的开；第二，早期的不能当成晚期的开；第三，要在合适的时间开。

还是那句话，我们的原则是对患者负责任。手术的初衷，是为了让患者活得长、活得好。

一方面，不能过度诊疗，另一方面也不能治疗不足、不治疗，这两个方面都需要谨慎把握。

肺癌筛查要因人而异

为什么要重视肺癌的早期筛查？

陈海泉：肺癌早期筛查、早期诊断的重要性不言而喻。在所有恶性肿瘤中，肺癌的死亡率和发病率都是第一。

从全球的情况看，2018 年死于肺癌的人数有 1 761 007 例，占所有癌症死亡人数的近 1/5。我国的情况也差不多。根据国家癌症中心的统计数据，肺癌居我国男性癌症发病的第 1 位，也是女性癌症发病的第 2 位。目前最新统计，2015 年我国肺癌死亡人数约为 63.1 万例。

无论国内还是国外，肺癌的死亡率都居高不下，其中最重要的原因就是没有"早发现、早诊断和早治疗"。数据显示，肺癌Ⅰ期患者的 5 年总体生存率可达 88%，可惜有 57% 的患者发现时已经是晚期了，这导致肺癌的 5 年总体生存率只能维持在 14%～18%。

目前肺癌筛查的现状如何？还有哪些需要改善的地方？

陈海泉：现在最常用的肺癌筛查是 LDCT，中文全名是低剂量螺旋计算机断层扫描（low-dose spiral computed tomography），也就是我们常说的胸部低剂量 CT。

2011 年，美国国家肺癌筛查试验的初步结果显示，应用 LDCT 筛查肺癌可以将高危人群的死亡率降低 20%。

我国在 2009 年启动了中国肺癌高危人群筛查工作，目前已涵盖 6 个省/直辖市的 11 个肺癌高危人群筛查项目点，每年在 2 万多肺癌高危人群中开展肺癌 LDCT 筛查。

西方尤其是美国的研究已经证明，戒烟导致肺癌发病率、死亡率下降，所以西方筛查都是针对抽烟的人群，因而严格限制筛查覆盖的人群仅限于高危人群。主要有两个条件：一是年龄，在 55～74 岁；二是吸烟，指 30 包/年或过去 15 年内戒烟的既往吸烟人群。在这两个条件之外的人群就不在筛查范围里。这样一来，那些非高危人群，那些不吸烟的人群就被忽视了，而肺癌患者中不吸烟的人群占比较大。

我们发现，不吸烟的年轻女性，肺癌发病率上升，背后的原因目前尚不清楚，这需要更严密的论证。有人说女性肺癌发病率上升，是不是和厨房油烟（女性在家做饭）有关，做一个模型，看看相关性？那我就问一个问题，能不能调查一下厨师这个群体，看他们中有多少人会罹患肺癌？

我记得读研究生的时候，曾经有个地区肝癌高发，统计学调研结果是肝癌高发和当地人穿小花格衣服有关，因为那个地方的人都穿小花格衣服。我举这些例子，其实就是说我们要找出真正的相关性，要找出致癌原因，才能实现真正个体化的治疗。

不吸烟的女性，因为不吸烟，就觉得自己不属于高危人群，也不做相应的检查，往往等到出现咯血、胸闷、胸痛等症状时才去就医，结果一确诊，就是中晚期了。

所以，我们需要确立不同的策略来应对非高危人群的筛查，降低非高危人群的肺癌死亡率。

非高危人群肺癌的筛查和预防

很多人印象中，肺癌就是和吸烟有关，不吸烟为什么也会得肺癌？

陈海泉：吸烟确实是引发肺癌的确切原因，但肺癌并不是"吸烟癌"，它们之间不能完全划等号。

就像我前面提到的，我国女性肺癌患者上升，她们都不吸烟，但绝大多数是肺腺癌。

复旦大学附属肿瘤医院曾经做过两项临床研究，一个是从 2013 年 8 月～2014 年 8 月在上海市闵行区几个社区对 11 332 名参与者进行 LDCT 筛查。另一个临床研究是 2012～2018 年通过 LDCT 对来自中国不同地区的 6 家医院的 8 392 名医院员工进行的定期健康检查以及韩国首尔国立大学 Bundang 医院的数据。这些研究都发现，非高危人群的肺癌发病率并不低，如非吸烟者的检出率比吸烟者高，女性的肺癌检出率明显高于男性等。日本与韩国的研究也得到了类似结果。所以，我们说，至少在亚洲，非高危人群肺癌高发的程度需要引起重视，要给予妥当的预防和筛查。

这样的人群如何选择筛查？是增加 CT 检查的次数吗？这会不会造成辐射伤害？

陈海泉：不是，恰恰相反。对非高危人群筛查，目的就是为了减少做 CT 检查的频次，通过审慎而规范的随访，最大限度地减少辐射伤害。所以我们提出，用最少的 CT 检查次数、最合理的 CT 检查间隔时间，达到早期筛查出肺癌的目的。

具体的办法是什么？

陈海泉：我们的第一个建议是：将第一次 LDCT 检查的时间提前到30 岁左右。

30 岁是所有肺癌研究的起点，将第一次 LDCT 检查时间提前到 30 岁，目的是尽早发现早期肺癌，以便为后续制定筛查计划做好量化铺垫。也就是说，这次的检查结果将成为以后筛查、随访甚至复查的基准和证据。

非高危人群的肺癌和高危人群的肺癌最大的区别在于肿瘤人群的年轻化和肿瘤发展的惰性化，所以进行第一次 CT 检查的时间提前，能够保证覆盖范围更广。

我同时要强调的是，必须把握好度，就是 CT 检查的频次。现在有的单位把包括 CT 在内的体检当成"福利"送给员工去做，每年完成 1 次，有些人因为"疑病、恐癌"反复不停地进行 CT 检查……这些行为既不正确，也不科学，既严重浪费了医疗资源，让真正需要检查的人排队等待，也影响自己的健康。因为，过多的辐射会造成辐射剂量蓄积和不可逆转的伤害。临床上，我们遇到许多初诊患者，频繁做 CT 检查，比如 2 周内做过 3 次 CT（1 次体检 CT，2 次不同医院 CT），有的 CT 可能还是增强的。

我们建议将第一次 LDCT 检查时间提前到 30 岁左右，也是因为年轻人罹患肺癌常常被忽视，一般发现时就是晚期了，病情进展迅速，预后较差。

青少年肺癌特点

青少年肺癌有什么特点？这部分人群怎么筛查？

陈海泉：因为新冠疫情，使得做 CT 检查的人增多，结果发现十几岁的青少年中，也有肺癌发生。我们最近总结了过去 5 年收治的青少年肺癌患者资料，发现青少年肺癌的一些特点，比如：没有临床症状，偶然检查发现的；在影像学上表现为磨玻璃结节；手术病理结果是浸润性腺癌或早期浸润性腺癌。

所以针对这样的情况，同时也因为青少年特殊的社会和心理因素，我们提出"低龄、低频"的低剂量 CT 筛查策略。也就是说，青少年获得一次阴性的筛查结果之后，下次检查时间可以是在 10 年后进行。同时，考虑到长期随访伴随着复查胸部 CT 的累积辐射剂量和可能的疾病进展，我们也建议早期手术切除病灶。此外，手术后的随访也不宜频繁，建议采用"低频"策略。

就随访来说，不同人群的间隔时间有什么区别？

陈海泉：这也是我想说的第二个建议。如果第 1 次检查的结果是阴性，那么间隔时间将根据年龄和其他危险因素来确定，主要的目的是：最大限度地减少随访 CT 检查的次数，同时也增加发现癌症进展的机会。

具体来说，对于 50 岁以下的人群，我们建议其间隔时间可以延长为 5～10 年。对于 50～60 岁的人群，如果没有其他危险因素，间隔时间为 5 年；如果存在至少一种其他危险因素，则间隔时间缩短至 3 年。同样，对于 60～70 岁的人群，建议分别间隔 3 年和 2 年。对于 70 岁以上的人群，无论其他危险因素如何，建议的间隔时间均为 2 年。

如果在第 1 次检查时发现有结节，那么就需要进入结节评估和诊疗流程了。

对于非高危人群（主要是不抽烟人群）的筛查，总结起来就是两点：一是将第一次 CT 检查的时间提前到 30 岁左右，二是随访的间隔时间根据个体情况定为 2～10 年。

那么在肺癌防控方面，尤其是预防，您觉得要做好哪几件事？

陈海泉：防范方面，戒烟是毫无疑问的。在肺癌的致病因素中，吸烟是被确定的。吸烟人群发生肺癌的概率是不吸烟人群的 20 倍，不是说抽烟一定生肺癌，是说危险性增加了 20 倍。所以，戒烟预防肺癌，是确定无疑要做的事。

戒烟，少喝或不喝酒，提高免疫力，不要熬夜，要坚持锻炼。比如呼吸锻炼就对肺部健康有好处，尤其是有氧运动。

这些年在肺癌的治疗方面有了很大的发展，所有的办法和手段越来越多，治疗上我们已经最大努力求进了，比如就我们医院（复旦大学附属肿瘤医院）来说，目前肺癌的 5 年生存率在全世界都处于领先地位，因为我们所有的研究都围绕临床，所有治疗都是为了让患者活得更长更好。相应地，在预防上我们也要尽最大努力做文章。

特别提示

肺癌筛查和预防推荐建议

高危对象：

年龄＞40 岁，至少合并以下一项危险因素者：

1. 吸烟≥20 年包*，其中包括戒烟时间不足 15 年者；

2. 被动吸烟者；

3. 有职业暴露史（石棉、铍、铀、氡等接触）者；

4. 有恶性肿瘤病史或肺癌家族史者；

5. 有慢性阻塞性肺病或弥漫性肺纤维化病史者。

*年包：指每天吸烟多少包乘以持续多少年，例如 20 年包指每天 1 包持续 20 年或每天 2 包持续 10 年。

筛查建议：

1. 对于肺癌高危人群，建议行低剂量螺旋 CT 筛查。建议尽可能使用 32 层或以上多层螺旋 CT 进行肺癌筛查。扫描范围为肺尖至肋膈角尖端水平。基线 CT 扫描以后，根据病灶具体情况（形态、大小、边界等特征），建议至专科医院咨询下一步具体诊疗计划。

2. 若检出肺内结节，根据结节不同特征，如磨玻璃、亚实性、实性结节及多发结节的具体情况进行低剂量螺旋 CT 复查。

3. 根据国情和效能以及我国人群特征，不推荐将 PET－CT 作为人群肺癌筛查方法。

预防建议：

1. 建议戒烟。

2. 有职业暴露危险者应做好防护措施。

3. 注意避免室内空气污染，比如被动吸烟、明火燃煤取暖、接触油烟等。

4. 大气严重污染时，避免外出和锻炼。

5. 有呼吸系统疾病者要及时规范地进行治疗。

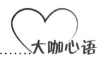

大咖心语

95％以上的乳腺小叶增生都是生理现象，并不是乳腺癌，变成乳腺癌的机会也非常低。

大咖提示

——在婚育方面，有条件的话，尽量把生育年龄安排在25～30岁，同时坚持母乳喂养。

——如果女性年龄超过40岁，没有生育或哺乳的经历，建议每1～2年进行一次乳腺筛查。

——雌激素可以让女性特征更明显，更有女人味，但雌激素高会刺激或诱发乳腺癌发生。

——95％以上的乳腺小叶增生都是生理现象，它并不是乳腺癌，变成乳腺癌的机会也非常低。

——最好不要乱按摩，如果乳房内有很小的肿瘤时，按摩会刺激其增生加快。

沈镇宙

沈镇宙：
乳腺癌高发人群是那些有"特别记号"的女性

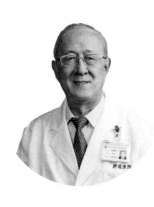

沈镇宙， 主任医师、博士生导师、复旦大学附属肿瘤医院终身教授，现任上海市乳腺癌临床医疗中心首席专家、上海市乳腺疾病防治中心主任、复旦大学附属肿瘤医院外科名誉主任，曾任中国抗癌协会副理事长、中华医学会肿瘤学分会副主任委员、上海市医学会肿瘤专科分会名誉主任委员、上海市抗癌协会理事长等。担任国内外 20 余种肿瘤专业期刊的编委，发表论文 150 余篇，主编或参编专著 12 部。2000 年被评为上海市劳动模范，2007 年获中国医师奖，曾获国家科技进步二等奖、卫生部科技进步一等奖、上海市科技进步奖等。

沈镇宙教授 1957 年从上海第一医学院（今复旦大学上海医学院）医疗系毕业分配到上海市肿瘤医院（即如今的复旦大学附属肿瘤医院），已在这家医院工作了 60 多年。目前他是复旦大学附属肿瘤医院终身教授、主任医师。

在沈镇宙教授漫长的职业生涯中，有过几次提拔做院长的机会，他都拒绝了，可他始终没有拒绝患者。

每周三上午，沈教授会出现在医院的办公室。虽然他已经退休，但总有一些"患者"在那里等着他，几乎都是他昔日的患者。她们会来和沈医生谈谈自己治疗后的情况，有的母亲会带着女儿一起来。

采访沈镇宙教授的那天，就有一个母亲带着女儿来了。母亲 60 多岁，是他治愈的一名乳腺癌患者，因为担心女儿也患病，带着女儿来咨询自己信任的沈医生。看了检查结果，沈镇宙教授告诉母女俩，不用担心，是囊肿而已，这和生理期有关系，过段时间就会消除，不放心的话，过半年再来看看。听完沈医生温和的解释，母女俩惊喜万分，母亲向沈镇宙教授鞠躬致谢后带着如释重负的喜悦和女儿离开。

乳腺癌高危因素有哪些

您看过的患者中，有没有妈妈、女儿甚至外婆，都是乳腺癌患者？乳腺癌的遗传风险高吗？

沈镇宙：严格来说，我看过的患者中，有过这种情况，但不太常见。从研究来看，有家族史的遗传性乳腺癌，即具有明确遗传基因突变的乳腺癌，仅占所有患者的 5%～8%。

20世纪九十年代，研究发现了直接与遗传性乳腺癌有关的两种基因：*BRCA1* 和 *BRCA2*。这两种基因原本是"好"的基因，属于"抑癌基因"，也就是说，这类基因可以抑制细胞无限制增殖，帮助细胞修复损伤和正常生长，从而抑制恶性肿瘤发生。但在有些乳腺癌患者身上，研究人员发现这两个基因的结构发生了改变，即我们常说的基因突变，失去了抑制肿瘤发生的功能，导致癌细胞无限增殖。

在遗传性乳腺癌中，*BRCA1* 基因突变占 30%～35%，*BRCA2* 基因突变占 20%～25%。而携带这两种基因突变的女性不仅乳腺癌发病风险增加，也增加了卵巢癌等发病风险。所以，如果近亲女性中有乳腺癌病史的话，可以做 *BRCA* 基因检测。像美国好莱坞女明星安吉丽娜·朱莉，因为有乳腺癌家族史，就去做 *BRCA* 基因检测，结果发现自己有基因缺陷，做了乳房切除术，以降低乳腺癌风险；后来她又切了输卵管和卵巢，降低卵巢癌的患病风险。

像安吉丽娜·朱莉那样做预防性乳房切除术，就能保证将来百分百不会罹患乳腺癌吗？

沈镇宙：不能绝对保证，只能说降低其发病风险。乳腺癌是乳腺上皮细胞在多种致癌因子的作用下，发生增殖失控的现象，它的发病原因比较复杂，目前还没有完全了解。

对于女性来说，目前可以确定的乳腺癌高危因素有哪些呢？

沈镇宙：目前乳腺癌发病原因还没有完全了解，但是有些因素值得警惕。除了有乳腺癌家族史的人群外，首先要注意的是体内雌激素水平的变化，雌激素可以让女性特征更明显，更有女人味，但雌激素高会刺激或诱发乳腺癌发生。

月经初潮时间早、绝经年龄晚的女性，乳腺癌风险要高一些。不孕及初次生育年龄晚，以及哺乳时间短的女性，因为其孕激素的保护作用弱化，导致雌激素与孕激素无法平衡，促使乳腺腺体、腺管、腺泡增长过快，也就增加了患乳腺癌的风险。我们知道，正常的乳腺有雌激素与孕激素周期性作用，只有经过正常的分娩和哺乳，才能使乳腺完全发育成熟。所以晚生育、不生育等，也是乳腺癌危险因素。和孕产后哺过乳的女性相比，未怀孕、未生育的女性患乳腺癌的风险比常人高出了40％。总之，对女性来说，年轻的时候如果不哺乳，那么以后发生乳腺癌的机会就可能增高。

哪些是生活方式方面的诱发因素？

沈镇宙：生活中大量摄入高糖分、高脂肪等食物，也会改变女性体内的内分泌环境，加强或延长雌激素对乳腺上皮细胞的刺激，导致乳腺癌患病风险的增加。长期不运动、肥胖等也都是不健康因素，比如说一个60岁的女性，在她近10年，也就是50～60岁一直不运动，吃高脂肪、高糖分、高热量食品，体重也增加，那么就意味着她的患病风险增加。

肥胖、高脂肪高糖分等饮食、过度饮酒等，都会增加乳腺癌的发病概率，但是总体来说，目前一级预防里还有一些我们不了解的情况，和发病率直接相关的因素还不完全清晰。那么这种情况下，二级预防就特别重要，也就是说，早发现、早治疗很重要。

概括一下，乳腺癌的高发人群是那些有"特别记号"的女性，如月经初潮早于 12 岁、停经晚、太晚婚育或未生育、有乳腺癌家族史、喜欢吃高脂肪高糖分食物、滥用雌激素等。这些女性应做好定期检查，及早发现隐患。

乳腺小叶增生是乳腺癌症状吗

对我们普通人来说，怎么做到早发现？

沈镇宙：早发现实际上是我们一直在提的口号，但是真正要怎么早发现，还是很难。比如，以前我们提倡要自己查，我记得在 20 世纪 90 年代的时候，在上海纺织系统做了普查后一直在提倡大家自查，发现效果不明显，但定期的自我检查对早期发现还是有一定帮助。

女性朋友自己在家里查，主要方法是什么？

沈镇宙：自我检查主要包括看和摸。看，是要看乳房的大小形状是否对称、轮廓有无改变、乳头是否有分泌物以及是否回缩等。摸，则是用食指、中指和无名指的指腹，以按压、螺旋滑动的方式检查乳房有无肿块。比如定期在洗澡的时候自查一下，看看乳腺是否有肿块。自我检查的时间应在月经来潮后的 7～10 天比较合适，但这个不容易，一些女性朋友比较粗心，记不住日期。尽管如此，我们还是建议女性朋友自查。

许多女性朋友检查出来似乎都是乳腺小叶增生，小叶增生会演变成乳腺癌吗？

沈镇宙：乳腺小叶增生是女性最常见的情况。患有小叶增生的女性，常常感到乳房一侧或双侧有单个或多个肿块，会伴有胀痛、刺痛感，有时也出现乳头疼痛或瘙痒的情况。但是我想说的是，乳腺小叶增生是一个生理现象，不是一个肿瘤现象。或者可以这么说，95％以上的小叶增生都是生理性的现象，它并不是乳腺癌，变成乳腺癌的机会也非常低。

是不是说，出现乳腺小叶增生的情况，我们不需要理它？

沈镇宙：90％以上的乳腺小叶增生都不需要处理。因为在正常情况下，每个进入青春期的女性，在每个月经周期里，乳房的腺泡、腺管和纤维组织都要经历增生和复原的组织改变过程。具体来说，女性在每个月的月经来潮前几天往往会出现乳房胀痛、局部有肿块等症状，月经一结束，比如结束后的两三天里，症状就会自动消失。但是，如果这种情况不是发生在月经前后，有小叶增生的症状或局部有增厚、肿块一直存在并有所增大等症状，那就尽快去医院检查。

除了小叶增生的症状，还有哪些感觉到不舒服的症状，一发现就得去医院就诊？

沈镇宙：其他如乳头的问题，比如乳头周围有没有糜烂、出血等。另外，如果发现自己的乳房出现异常肿块，月经结束后持续存在或有所增大，在非哺乳期乳头有溢液，乳房外形改变，出现乳房水肿、变色，腋窝淋巴结肿大等情况，应该及时去专科医院就诊。

目前乳腺癌筛查主要有哪些检测手段？女性如何进行常规检测和检查？

沈镇宙：目前乳腺癌早期检测有两种手段，即乳腺 B 超检查（超声）和乳房钼靶 X 线摄影检查。年轻女性的乳腺结构较致密，B 超检查的话，能够更清楚地发现那些因腺体致密而难以发现的小肿块、小结节，以及分辨是囊性的还是实质性的肿块，以便帮助早发现和早治疗。钼靶检查，则是用两块钼靶板夹住乳房，通过 X 线摄片，查看乳房里是否发生占位、包块和钙化等情况。这两种方式各有优势，但临床上一般采用两种方式联合检查的方法。如果二者均不能明确时，可以做核磁共振检查。

建议 40 岁以上的女性都要做相关筛查。在临床中，我们发现早确诊的乳腺癌患者治疗效果明显优于中晚期患者，治疗后生存率明显提高。

女性如何远离乳腺癌

除了早发现，在预防方面，女性如何做到远离乳腺癌？

沈镇宙：首先，要有科学正确的生活方式，比如在婚育方面，有条件的话，尽量把生育年龄安排在 25～30 岁，同时坚持母乳喂养。

其次，要注意健康饮食，不要过度饮酒，不要抽烟，适当运动，不要摄入过多雌激素。

此外，尽量少吃或不吃含有激素尤其雌激素成分的保健品。我之前也曾讲过，以前我们医院临床发现，每年都有几十例服用保健品后出现的乳腺癌患者，有的患者在十几岁时就开始服用保健品，导致性早熟，结果成年后增加了乳腺癌发病风险。

我这里也想提醒，如果女性年龄超过 40 岁，没有生育或哺乳的经历，建议每 1～2 年进行一次筛查。因为早期乳腺癌的症状不太明显，容易被忽视从而没有及时就医，导致了较差的治疗效果。

您刚刚提到一个数字，说建议 40 岁以上的女性开始筛查，这是乳腺癌高发年龄吗？

沈镇宙：我们国家乳腺癌发病年龄跟美国等西方国家不太一样。从发病年龄看，我们发病年龄比西方国家要早，发病高峰在 45～55 岁，差不多是在女性绝经期前后，而美国等西方国家女性乳腺癌发病高峰基本都发生在绝经后的 55～70 岁。从年龄分布上可以看出，我国乳腺癌年轻患者比西方国家多，绝经期前的乳腺癌患者也比西方国家多，所以我们在筛查年龄方面也相应要提前，相关的治疗方式也要调整。

作为一名资深的乳腺外科医生，您还有什么感悟想告诉女性朋友?

沈镇宙：乳腺肿瘤发病率高，大家觉得它是很恐怖的一种疾病，但是现在随着科学技术不断发展，各种成果不断展现，在乳腺癌防治方面有了很大的进步。乳腺癌现在没有那么可怕，我们也希望它变成慢性病。所以，即使患了乳腺癌，也要积极面对，因为这是一个可以治疗、可防可控的疾病。

从预防的角度来看，希望女性做一些积极的预防措施，包括适当运动，注意饮食健康，尽量做到合理的生育安排和自己哺乳等；同时，我再次提醒，少吃或不吃保健品，乳腺癌就是怕乱吃保健品。还有一些美容产品，那些让你容光焕发的美容产品、化妆品等不明其内含成分时，也要谨慎使用。

豆浆能不能吃?

沈镇宙：豆浆可以放心吃，鱼、虾等都没问题，蛋白质是比较安全的，但是我最怕的是现在保健品太泛滥了。以前有个百消丹，我发现患者中去买的不少，误导了很多人，没效果不说，还耽误治疗，好在现在没有了。保健品和化妆品，盲目使用，含有雌激素多的话，导致乳腺癌风险增加，这些东西尤其要警惕。那些号称选用后容光焕发的产品，一定要格外当心，要看清成分。

另外，现在一些女性去美容院做什么乳房按摩项目、卵巢保健项目等，从业人员没有任何资质，做法也没有任何科学依据。我就告诉一些患者，最好不去乱按摩，如果乳房内有很小的肿瘤时，按摩会刺激其增生加快。乳房胀痛原本就是周期性的生理现象，本身生理周期过了后，它就不痛了。即便是乳腺肿块，也要到专科医院确诊，积极治疗，如果你去美容院按摩可能会延误治疗，或者促使肿瘤发展。

治疗是不是一定要牺牲乳房

年轻的女性患者增多，是不是意味着要更注意治疗对她们工作和生活的影响？比如在手术方面，尽量保留女性特征？

沈镇宙：是的，以往乳腺癌手术是要切除乳房，但近年来我们做到不牺牲乳房，即使切除后尽量设法予以重建。保乳手术非常必要，也更适合患者的心理需求。我们不能只关注疾病本身而忽视了患者的感受。保乳手术给患者提供了选择，可减轻她们的痛苦。

现在随着医疗技术的发展，保乳手术是非常成熟的技术，能够在尽量不损坏或者较小损坏乳房外形的前提下切掉肿块，同时配合手术后的放化疗以及靶向治疗等，其效果与切除乳房相同。尤其是对早期乳腺癌患者来说，在符合一定条件下，保乳手术和根治手术效果一样。但是对患者来说，保留乳房的话，会增加患者的自信心和生活质量，这一点非常重要。

和其他恶性肿瘤相比，乳腺癌是不是对患者心理影响更大？

沈镇宙：其他肿瘤大部分都在身体内，长在内脏或身体内部，乳腺癌不太一样，是呈现在外观上的，尤其对年轻的患者来说，患了乳腺癌后，一是身体上的伤害，另一个是心理上的创伤，感到非常痛苦，因为感受到女性美的失去。

因此，在治疗方面，我们在保证治疗效果的前提下，尽量保住患者的乳房，通过微创或小手术，同时采用综合治疗的办法，达到同样的治疗目的。如果不得不切除，那现在也可以通过再造乳房等整形手术恢复美观的效果。我们希望患者到医院的时候有乳房，出院的时候仍能够有一个完美的外表，这是最好的情况。但是无论如何，我们希望乳腺癌能够尽早发现，因为越早发现，越早治疗，损伤也越小，治疗效果也最好。早期原位癌治疗率可达99%以上。

特别提示

乳腺肿瘤患者生活方式指南

随着诊疗水平的不断提高，大部分的乳腺癌患者都能够长期生存。进行治疗的过程中或治疗后，如何活得更好更健康，并且尽可能地降低复发和转移的风险，是每一位患者和家属共同关心的话题。为此，复旦大学附属肿瘤医院根据《中国乳腺癌患者生活方式指南》，并结合多位专家的建议，全方位地为乳腺癌患者提供生活方式上的权威信息。

1. 保持良好心态：拥有一个良好的心态是战胜疾病的第一步。乳腺癌的生存率迅速提升，我们已经逐渐走出了"谈癌色变"年代。而且乳腺癌的预后要显著好于其他大部分肿瘤，有许多患者是可以治愈的，因此不必过分紧张。保持良好心态，积极拥抱生活，有助于更好地恢复。

2. 注重精神健康：我们充分理解患者生病后会产生抑郁、焦虑等情绪，当您觉得这些负面情绪影响到您的生活时，请及时与我们的医务人员沟通，通过一些心理疏导或是药物可以有效缓解抑郁或焦虑的症状，改善生活的质量。

3. 保持健康体重：对乳腺癌患者来说保持一个健康的体重很重要。体重过重或者过轻都不利于乳腺癌患者。研究显示：超重、肥胖以及短时间体重增长过快是乳腺癌复发或转移的高危因素；而体重过轻又会影响整个身体的功能。因此，乳腺癌患者需要保持一个健康的体重。理想的体重需要将 BMI（体质指数，即体重/身高^2，kg/m^2）控制在 $18.5\sim23.9$。

对于肥胖和超重的患者，减轻体重不建议采取手术或者药物的方式，应该通过控制饮食和增加体力活动两者结合的方式。减轻体重应是一个持续少量的递减过程，应避免短时期内体重的剧烈变化。对于体重过轻的患者，同样需要通过合理的膳食与运动将体重逐步增加到合理范围之内，提高自身身体素质。

4. 规律体育锻炼：研究表明，坚持体育锻炼可以显著降低乳腺癌复发风险，改善乳腺癌的预后，并减少其他慢性病的风险。

体育锻炼可以提高患者的身体素质，赶走疲劳虚弱状态，缓解焦虑情绪，增强心血管功能和肌肉力量，改善身体状况。在阶段性抗肿瘤治疗结束后，可以咨询医师，获得体力活动和体育锻炼的建议，包括何时开始、运动强度、运动方式等。

年龄 18~64 岁的成年患者，每周应坚持至少 150 分钟的中等强度有氧运动（每周 5 次，每次 30 分钟以上）以及每周至少 2 次的力量性训练（大肌群抗阻运动）。自行车、集体舞、慢跑、快步走、游泳等，都是可以进行的体育运动。在身体情况允许的情况下，应尽量延长运动时间，但是不应过度运动，以避免身体过度疲劳或者损伤。65 岁以上的患者应尽量按照上述推荐进行锻炼，但如果身体条件不允许，应在医生的指导下进行锻炼，总之须避免长时间不运动。

需要注意的是，某些特殊情况下运动应谨慎：贫血者应在症状改善后再考虑锻炼；免疫缺陷者应避免到公共场所运动；正在接受放疗的患者不要去公共游泳池游泳，以免照射部位皮肤发生感染；发生骨转移或患有关节炎者，应选择适当的运动方式，避免运动伤害。

5. 合理营养膳食：乳腺癌患者应保持均衡的膳食，膳食结构可以参考"中国居民平衡膳食宝塔"。多摄入谷物类（尤其注意粗细搭配）和蔬菜水果类（每天至少五种蔬菜水果）。如有吞咽困难可将蔬果榨汁食用；适量摄入动物源性的食物，如禽畜肉、水产品和蛋类，其中以白肉（如禽肉和鱼肉等）为佳；适量摄入乳制品和大豆坚果类食物。许多乳腺癌患者对食用豆制品有疑惑，事实上食用豆制品不仅是安全的，而且豆制品中富含的大豆异黄酮对乳腺癌复发有一定的预防作用。烹饪方式上尽量少用煎、炸、烤的方式，过高温度的烹调会产生一定的致癌物质。糖本身并不会提高肿瘤进展的风险，但是糖（包括蜂蜜、白糖、糖浆等，以及饮料中含有的糖）摄入过多会增加总体热量摄入，使体重增加，从而影响癌症预后。因此，糖的摄入需要适量。

6. 注意食品安全：食品安全对肿瘤患者来说是很重要的部分，尤其是放化疗期间，一些治疗会产生免疫抑制的效果，人体的免疫力较差，更容易受到病原体的侵袭。因此，一定要注意食品卫生，避免感染，防止摄入有致病菌的食物。患者和家属需要遵循以下原则：餐前要用肥皂彻底洗手；处理食物时要洗手，保持干净卫生，蔬菜水果食用前先清洗；肉类食品生熟分开，与生肉接触过的餐具和厨房用品必须清洗干净；肉类和海鲜必须煮透，饮料（牛奶和果汁）需要巴氏消毒过的；食物应储存在低温中（4℃以下）以防止细菌滋生；在餐馆用餐时，不要选用可能沾染细菌的食品，如半生不熟的鱼、肉、禽、蛋类；不饮用生水，饮用烧开的水。

7. 戒烟禁酒：烟草是全球范围内导致肿瘤的最主要病因，烟草中含有超过 60 种的致癌物质。吸烟的乳腺癌患者必须及早戒烟。中国的妇女吸烟比例虽然不高，但是暴露于二手烟的比例极高，而且即使吸烟者不在患者面前吸烟，烟草燃烧后产生的烟雾附着在衣物、墙壁、家具之上，也会对他人造成健康危害。因此，为了患者的健康，需要全家和社会共同创造无烟的环境。

虽然对一般慢性非传染性疾病的预防而言要提倡"戒烟限酒"，但是由于酒精是导致乳腺癌的危险因素，即使少量或偶尔饮酒也可能增加乳腺癌的风险，因此建议乳腺癌患者需要尽可能避免酒精摄入，做到"禁酒"而非"限酒"，以降低复发的可能。

8. 谨慎使用保健品：尽量从膳食当中获得必需营养素。如果需要使用保健品，应与医务人员充分沟通，只有当医务人员确认缺乏某种营养素的情况下才需要进行补充，保证服用的保健品和膳食补充剂不会影响正常的治疗以及不会产生不良反应。尤其值得注意的是，乳腺癌患者禁止选用胎盘、哈士蟆、燕窝、蜂蜜等及其相关制品。

9. 保持和谐性生活：许多采用内分泌治疗的乳腺癌患者会出现一系列绝经期症状，包括性欲低下、性交疼痛等。伴侣间亲密行为可以多种多样，触摸、爱抚、亲吻、做按摩等，都可以增进情感和性愉悦。同时与伴侣增加性方面的沟通，鼓励伴侣在性生活中更加积极主动等。作为患者的伴侣，在术后应给予她更多的体贴、呵护与鼓励，告诉她是与以前一样的美丽、坚强、充满魅力。乳腺癌患者的性生活应挑选自身状态较好的情况下，采用自己喜欢的方式进行，在性生活过程中可采用润滑油缓解因干燥导致的性交疼痛。

10. 定期随访：乳腺癌患者应定期去医院进行随访。随访频率一般为术后 2 年内每 3 个月一次，术后 3～4 年内每 6 个月一次，术后 5 年后每年随访 1 次，其频率可根据个体情况随时进行调整。具体的随访内容包括：体检、血常规、肝肾功能、超声（包括乳腺、腋窝、腹部脏器、妇科检查等）、钼靶（每年 1 次）、胸片或胸部 CT（每年 1 次）。无固定部位骨痛者，一般不建议做同位素骨扫描检查。肿瘤指标并不作为常规随访内容，但在疾病监测方面具有一定提示意义。

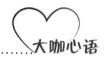

大咖心语

至少每年到医院去一次，拍个乳腺钼靶片，再做个B超，即便未纳入医保，两个加起来也就200元，比化妆品便宜多了。

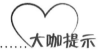

大咖提示

——从全国来看，每年乳腺癌新发病例大概有16万左右，发病率增速是美国的2倍。

——最好少吃一些富含雌激素的东西，比如雪蛤（哈士蟆）、蜂王浆等，不要过多选用。

——每100个乳腺癌患者里，会有一个男性乳腺癌患者。

——作为乳腺外科医生来说，我们不鼓励为了推迟绝经人为增加体内雌激素水平，或者停经后选择雌激素替代疗法等，这会增高罹患乳腺癌的风险。

——我国乳腺癌患者发病年龄相对较早，一般来说，40岁以上就进入高危年龄，40～55岁是乳腺癌发病高峰，绝经前发病的女性患者几乎占了一半。

邵志敏

邵志敏：
乳腺癌的防与治

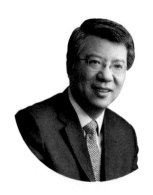

邵志敏， 教育部首批"长江学者"特聘教授，国家杰青基金获得者，复旦大学特聘教授。现任复旦大学肿瘤研究所所长、乳腺癌研究所所长，复旦大学附属肿瘤医院大外科主任兼乳腺外科主任。兼任中华医学会肿瘤学分会副主任委员、中国临床肿瘤学会（CSCO）理事、中国抗癌协会靶向治疗专业委员会主任委员、第八届亚洲乳腺癌协会主席、St. Gallen 乳腺癌大会专家团成员等。主要从事乳腺癌的临床和基础研究，建立适合中国人群的早期筛查和诊疗流程，确立三阴性乳腺癌"复旦分型"和精准治疗策略，开展临床试验提高乳腺癌患者预后。已发表有关乳腺癌研究的论著近 500 篇，其中 SCI 收录 400 余篇，主编专著 10 部。主持国家杰青基金、985、973 课题及其他省部级项目 30 余项。

邵志敏教授在上海街头常常遇到"陌生人"与自己打招呼，仔细一看，原来都是他治疗过的患者。这样的情况，甚至在其他城市有时也会发生。

病友太多了。作为复旦大学附属肿瘤医院大外科兼乳腺外科主任，他带领的乳腺外科每年诊治上海市 40% 以上新发乳腺癌病例，并联合上海市多家医院推广应用新疗法，覆盖了上海市 80% 以上的新发病例。就他本人来说，一年平均 1 800 台手术，20 年的话，算算有多少呢？这还不包括患者家属，也不包括只在门诊做过咨询的患者。

治疗效果越来越好，患者的生存率越来越高。不少患者治疗好了后，主动从事乳腺癌防治方面的宣教工作，提供各种志愿者服务。据邵志敏教授介绍，上海市第一个乳腺癌患者康复俱乐部"妍康沙龙"就是在一个病友的帮助下成立的。

让邵志敏教授最感动的一名病友，大家都叫她"胡老师"。邵志敏说，他已经记不得是哪一年给胡老师做的手术，但每次都看到她积极参与病友活动。胡老师的丈夫又高又壮，每次都会陪她来参加活动，突然有段时间发现丈夫不来了，原来已突发脑溢血去世。胡老师如今依然参加每一场活动。

"她眼睛也不太好了，但一直坚持，很感动。"邵志敏说，"患者的回报很令人感动。"

坊间传说邵志敏教授接受访谈有"三不"：不谈私事、不煽情、不多讲故事。但聊起病友的时候，他撤掉了防线，耐心地向"外行"介绍乳腺癌的防治情况。

我国乳腺癌发病率为何比美国低而死亡率却高

目前我国的乳腺癌发病情况和发展趋势如何？

邵志敏：从全世界范围来看，尤其是欧美国家，乳腺癌发病率一直居高不下，尽管目前发病率略微下降，但仍然占据女性恶性肿瘤首位。在美国，每 8 个女性中就有 1 人是乳腺癌患者。

我国乳腺癌发病率不到美国的一半，但是基于庞大的人口基数，所以乳腺癌患者人数全球第一，根据最新流行病学数据统计，我国乳腺癌患者数量大约有 250 万人。我们尽管发病率比欧美国家低，但发病率在上升，从全国来看，每年乳腺癌新发病例大概有 16 万左右，发病率增速是美国的 2 倍。

最近公布的数据显示，全国的乳腺癌发病率是 45/10 万人年，上海是 82/10 万人年，上海的乳腺癌发病率比全国要高很多。

从发展趋势看，我国乳腺癌的发病率在不断上升，那治疗情况如何？

邵志敏：我国乳腺癌总的治疗水平进步很大，医疗资源比较好的地区，乳腺癌患者 5 年生存率达到 83%。诊治水平的提高，得益于几个方面，比如技术的发展，新的药物不断出现，以及我们对疾病认知的不断加深，外科治疗不断精细化等。比如有些患者靶向治疗效果好，而有些患者内分泌治疗效果好，每个患者情况不同，诊治手段也不同。随着我们个体化治疗水平的提高，基于我们对肿瘤的个体化和精准化的治疗，乳腺癌的治疗水准也大大提高。

但是我国总体水平与美国相比，仍存在不小的差距。这也有几个方面的原因。一是我国的乳腺癌早期患者比例小，我国的乳腺癌Ⅰ期检出率为20%～25%，欧美发达国家乳腺癌Ⅰ期的检出率超过40%。二是欧美发达国家的乳腺癌治疗更规范。近年来国内在乳腺癌的筛查、治疗和随访等方面也制订了多个指南和规范，相信乳腺癌的临床治疗会越来越规范。三是我国乳腺癌治疗水平存在地区差异。比如，我们医院（复旦大学附属肿瘤医院）乳腺癌患者的5年生存率已经突破90%。我们近年收治的早期乳腺癌患者，5年生存率从20年前的不足80%提高到现在的93.6%，超过美国同期5年生存率（90.2%）；乳腺原位癌检出率也从以前的5%提升到近年的20%，达到国际先进水平。

上海一直是乳腺癌高发地区，乳腺癌偏好大城市有具体的原因吗？

邵志敏：毫无疑问跟饮食结构有关系。乳腺癌是个富贵病，和经济水平密切相关。我们发现，乳腺癌的发病率跟GDP完全是同步走的，经济水平提高，大家的生活水平也提高，过去粗茶淡饭，现在都是精致饮食，雌激素水平相对就上升，而乳腺癌的发病因素跟雌激素水平密切相关。

在我国，乳腺癌的发现大多数是患者自己发现自己有问题，比如摸到硬块、乳头出血或者不对称，患者发现这些情况后，到医院就诊，才发现患了乳腺癌。也就是说，乳腺癌患者是有明显症状才去医院诊治。我们尽管一直提倡关注乳腺癌的筛查，但实践中还是不尽如人意，大多数患者是已经出现症状了才到医院，这时往往都是中晚期了。不像美国，绝大多数乳腺癌患者是在筛查中发现的。在美国，40 岁以上的女性，只要提供身份证号码，就可以免费拍一张乳腺钼靶片。所以，在美国发现的乳腺癌患者，70％以上的都是 0 期和 I 期患者，治疗效果非常好。

我们也在不断进步，以我们医院为例，比如说 10 年、20 年以前，我们乳腺癌 I 期的患者在所有乳腺癌患者中，大概只有 20％左右，大多数是乳腺癌 II 期、III 期的患者，总体治疗效果较差。现在不一样了，我们医院 I 期、II 期的乳腺癌患者大概占了百分之七十多，I 期的患者从以前 10％～20％的比例上升到现在的 40％左右。从我们医院来看，这个比例是增加了。

早期乳腺癌是如何发现的

您讲到乳腺癌的发病因素和雌激素密切相关，乳腺癌的高危因素主要有哪些？

邵志敏：高危因素首先是年龄。随着年龄的增加，乳腺癌的发病率是明显增加的。年龄越高风险越大，但在发病年龄方面，我国和欧美国家有些不同。我国乳腺癌患者发病年龄相对较早，一般来说，40 岁以上就进入高危年龄，40～55 岁是一个乳腺癌发病高峰，绝经前发病的女性患者几乎占了一半。欧美国家，比如美国女性乳腺癌发病高峰往往都在绝经后，55～70岁是发病高峰。但是，我国经济发展较快地区乳腺癌的发病高峰年龄已经出现往后移的现象，年龄越高，风险也会越大，这跟西方生活方式的流行有关，造成雌激素的累积水平更高了。

另一个很重要的高危因素和遗传有关，即遗传因素。10％左右的乳腺癌属于遗传。有的乳腺癌遗传倾向很厉害，我们称之为家族性乳腺癌。我曾经做过五个姐妹的乳腺癌手术，一个也没漏掉。她们相对来说还比较幸运，因为发现较早，治疗效果都很好。家族性乳腺癌，也就是遗传性乳腺癌，有一些特定的遗传基因突变作为肿瘤标志物，所以就可以进行筛选。也就是说，如果有这个基因突变，那么终身罹患乳腺癌的概率明显比正常人群要高很多，这方面最具代表的人是美国女演员安吉丽娜·朱莉，她母亲患乳腺癌，她去检查发现有 *BRAC* 基因突变，于是做了乳腺预防性切除，她因此降低了 90％～95％的乳腺癌发病风险。但是也不能说切除后，她就百分百去除了发病风险。

在雌激素环境方面，哪些因素可能会导致乳腺癌？

邵志敏：就雌激素环境来说，有外源性和内源性。内源性的话，比如肥胖、肝功能不好，还有一些很多的生理因素，比如说月经来得早（低于 12 岁），绝经较晚（大于 55 岁），还有一些保护的因素，比如说流行病学调查发现，哺乳、怀孕等都是乳腺癌的保护因素，所以不孕及初次生育年龄晚（超过 30 岁）、哺乳时间短等，也增加一定的风险。还有一些特定的乳腺良性疾病，比如不典型增生等癌前疾病，都跟乳腺癌相关。

外源性的话，最好少吃一些富含雌激素的东西，比如雪蛤（哈士蟆）、蜂王浆等不要过多使用。另外，作为乳腺外科医生来说，我们也不鼓励为了推迟绝经，人为增高体内雌激素水平，或者停经后选用雌激素替代疗法等，以免增高罹患乳腺癌的风险。

除了规避风险，如何尽早发现乳腺癌?

邵志敏: 首先，我们还是要提高女性对乳腺癌的认知，要认识到乳腺癌是女性第一大肿瘤。什么是早期乳腺癌? 就是说，是你在还没摸到肿块时就已经发现了，这个才是真正的早期乳腺癌。所以对公众来说，要提高对乳腺癌早期筛查的重视。女性至少每年到医院去一次，拍个乳腺钼靶片，再做个 B 超，也不贵，即便未纳入医保，两个加起来也就200 元的费用，比化妆品便宜多了。

另外，尽量到专科医院去检查，不要去一些机构做些乱七八糟不靠谱的检查。也就是说，40 岁以上的女性，或者 35 岁以上有乳腺癌家族史的女性，每年要去专科医院、专业医疗机构进行一次筛查，这可以极大地降低乳腺癌的死亡率。因为发现得早，预后也好，也就是说还没出现肿块，还只是原位癌的时候，就进行干预，不化疗不放疗，通过外科治疗就可以治愈。

你们医院的 I 期患者比例增加，是因为主动体检发现的吗?

邵志敏: 我们年年都在做乳腺癌筛查的宣教，所以和过去比，有筛查意识的人不断增加，越来越多的人主动到医院来进行筛查。像我们医院的门诊，我如果每天看 100 个患者的话，其中有 30 个患者会说来查一查，主动筛查的意识比过去提升了很多。

检查手段方面，有什么选择吗？

邵志敏：对于 40 岁以上的女性来说，最合适的是钼靶检查，全称是乳腺钼靶 X 线摄影检查，是诊断乳腺疾病的首选和最简便、最可靠的无创性检查手段。40 岁以下的年轻女性，也要做 B 超检查，需要多种手段配合。随着新仪器、新设备不断出现，将来乳腺癌诊断的准确性和敏感性会不断增强，比如钼靶也在更新，过去是钼靶，现在是断层钼靶，像扫描一样，一层层扫下去，仪器设备的更新促进了早期乳腺癌诊出率的不断提高。

男性为什么会罹患乳腺癌

比较常见的乳腺癌类型是哪一种？

邵志敏：乳腺癌有多种类型，不同类型的乳腺癌，它的治疗方式也不一样。比较常见的是内分泌治疗敏感的乳腺癌，占比最大，占所有乳腺癌的 60％～70％，我们叫 Luminal 型乳腺癌，即雌激素受体阳性的乳腺癌。这种类型的乳腺癌患者开好刀后，要吃很长时间的内分泌治疗药物。我们常常看到乳腺癌患者 5 年、10 年、20 年后出问题，都是这一类乳腺癌，它早期复发率低，晚期复发率高，越到后面越容易复发。也就是说，在乳腺癌中最常见的这类乳腺癌，其早期患者的总体治疗预后比较好，但在 5～10 年甚至 20 年后仍面临长期的复发风险，我就遇到一位患者在乳腺癌术后 30 年发现肺转移。和过去相比，对这类乳腺癌的治疗有进步，但进步还不够大。从临床来讲，如何降低复发和转移风险是努力的方向，相关的研究内容包括复发机制和新药探索。

从筛查与预防来说的话，早发现，治疗效果好，复发率也低。无论什么类型的乳腺癌，其危险因素都是和雌激素有关，所以我们在预防方面就是把雌激素稳定在正常水平，这是一个筛查和预防方向。

既然雌激素是乳腺癌的危险因素，为什么男性也会患乳腺癌？

邵志敏：乳腺癌的发生是由于乳房细胞内出现恶性肿瘤组织，男性也有乳腺组织，所以理论上男性也会罹患乳腺癌，但由于男女生理结构的差异，男性罹患乳腺癌的概率大大低于女性。每 100 个乳腺癌患者里，会有一个男性乳腺癌患者，即男性乳腺癌占全部乳腺癌的 1%。我们医院治疗过的男性乳腺癌患者，估计不下五六百个。但是，乳腺癌防治宣传的时候，一般都关注女性，这容易造成一个误解，似乎男性就不会患乳腺癌，其实也不少。

男性罹患乳腺癌，除了遗传因素，和乳腺癌的一个危险因素有关，即肝功能受损。因为进入人体的雌激素会在肝里进行灭活，对男性来说，雌激素通过肝的灭活之后转变成雄激素，女性的话，雌激素会在肝里灭活，以维持雌激素的正常水平。如果肝出现问题，那么转化就会出问题。所以，男性乳腺癌主要和肝病有关，比如肝炎、喝酒、酒精性肝炎、酒精性肝硬化等。一方面肝功能出现问题导致体内雌激素水平相对增高，另一方面，外源性雌激素的摄入，也导致风险上升。有个老先生，每天吃一种以动物卵巢为原料提炼的补品，结果吃出乳腺癌了。

除了您前面提到的高危因素外，生活方式与乳腺癌的发病有什么关系？

邵志敏：乳腺癌确切的致癌原因，到现在也不能准确说是哪一个。比如，它不像宫颈癌，HPV 感染就是明确的致病原因，我们只能说乳腺癌的发生是多种因素不断积聚、综合作用的结果。除了高危因素（雌激素、遗传等）之外，诸如营养过剩、肥胖、高脂饮食、过度饮酒等，也是其中的因素。所以从这个角度来讲，也要提倡健康的生活方式，包括健康的饮食。

一年保住1 600名乳腺癌患者的"美丽和自信"

您觉得对乳腺癌患者来说，最难的一个挑战是什么？

邵志敏：接受乳腺癌。相当一部分人不能接受罹患癌症的现实，总觉得自己身体一直很好，怎么就突然患乳腺癌了？不能接受！我记得有一个患者，她是一名马拉松运动员，确诊后跟我说，自己身体那么好，运动锻炼一点不少，每年都参加马拉松，怎么会患乳腺癌呢？

我告诉她，生病是一个现实，就得接受，接下来听医生的话，积极配合治疗。

对患者来说，患病后不要想太多，想得越复杂，对疾病治疗越没有帮助，所以要接受现实，并相信医生，积极治疗。我眼睛也做过白内障手术、视网膜剥离，我心脏也做心脏射频消融，医生给我手术前，我二话不说就签字，百分百把自己交给医生，给我做手术。有了对医生的这份信任，自己什么思想负担都没有了。想想看，医生怎么会刻意地把手术做糟呢？任何一个患者的手术治疗，对医生来说，都是一次杰作的完成，都会全力以赴地完成。所以，患者要信任自己的医生，相信医生，托付医生，这就是一个依从性的问题。

乳腺癌手术对女性的心理压力较大，这个难关怎么过呢？

邵志敏：这对患者来说是一道难关。但是我们现在有很多方法，比如，可以保乳的尽量保乳，不能的，我们现在有重建技术。等患者手术醒过来以后，发现乳腺外形都在，她的形体美是可以保证的。2000年，我们给一个27岁的乳腺癌患者做了乳房重建，那是第一例，效果非常好，她后来结婚生子，生了两个孩子。

我们提出要让女性活得自信和美丽，实际上在我们医院已经做到这一点了。最早我们提出35岁以下的患者不能因为乳腺癌失去乳房，现在我们把这个年龄延长到40岁，我们2021年大概治疗了8 000例乳腺癌患者，其中40岁以下的患者至少有1 600名，也就是说，我们医院这一年保住了1 600名乳腺癌患者的乳房，要么做保乳，要么做重建，我们千方百计让这些女性不能因为乳腺癌而失去乳房，让这些女性活得自信和美丽。

对乳腺癌患者来说，一个理想的支持系统应该有哪些？

邵志敏：说到乳腺癌支持系统，家庭的支持很重要。一个很贴心的丈夫在旁边，或者有孩子在旁边，患者的恢复要比其他人快很多。所以在社会层面上，我们一直强调，对乳腺癌患者来说，医生只是治疗患者的疾病，更多的是患者回归到社会以后，需要社会和家庭的关爱，这很重要。以前我们曾经做过一个乳腺癌患者的调研，结果发现，年轻的乳腺癌患者治疗后，百分之七八十的患者都不会很幸福，包括感情问题、对形体自卑等；但是老年乳腺癌患者不会有这方面的问题。随着保乳、乳房重建越来越多地开展，同时相关知识宣教的增加，以及社会呼吁的增多，现在的情况好了很多。也就是说，对乳腺癌患者的支持性环境比以前好，大环境等积极因素的改变，必然会对个体产生积极影响。

特别提示 1

乳腺癌筛查和预防推荐建议

高危对象：

1. 既往有乳腺导管或小叶不典型增生或小叶原位癌（lobular carcinoma in situ，LCIS）的患者；

2. 既往 30 岁前接受过胸部放疗；

3. 有乳腺癌家族［家族包含一级、二级亲属；一级亲属指父母、子女以及兄弟姐妹（同父母）；二级亲属指叔、伯、姑、舅、姨、祖父母、外祖父母］史，但尚不满足遗传性乳腺癌和卵巢癌综合征（详见下页附 2 "遗传性乳腺癌和卵巢癌综合征"）疑似患者条件的健康女性。

筛查建议：

1. 一般妇女

（1）40 岁之前不推荐筛查；

（2）40 岁开始筛查，推荐每 1～2 年进行 1 次乳腺 X 线检查；

（3）对致密性乳腺（乳腺 X 线检查提示腺体为 c 型或 d 型）推荐联合 B 超检查；

（4）70 岁以上，体健者、预期寿命 10 年以上者均建议维持筛查，每 1～2 年行 1 次乳腺 X 线检查。

2. 乳腺癌高危人群

（1）推荐 40 岁或更早开展乳腺癌筛查；

（2）每年一次乳腺 X 线检查；

（3）每 6～12 个月 1 次乳腺超声检查；

（4）每 6～12 个月 1 次乳腺体检；

（5）必要时每年 1 次乳腺增强核磁共振（MRI）。

预防建议：

1. 健康生活方式，远离烟酒，合理营养，保持健康体重，坚持锻炼；

2. 适时生育，母乳喂养；

3. 参加乳腺筛查，定期体检。

遗传性乳腺癌和卵巢癌综合征筛查和预防推荐建议

有以下情况者为疑似患者，建议遗传咨询或参加基因筛查：

（1）家族中有 *BRCA1/BRCA2* 基因突变的携带者；

（2）家族中有乳腺癌患者，发病年龄在 45 岁前；

（3）家族中有 2 个乳腺癌患者（1 人双侧或 2 个单侧），发病年龄在 45～50 岁；

（4）家族中有 2 个或 2 个以上乳腺癌/卵巢癌/输卵管癌/原发性腹膜癌患者；

（5）家族中有男性乳腺癌患者；

（6）曾患有乳腺癌/卵巢癌/输卵管癌/原发性腹膜癌患者。

筛查和预防推荐

（1）推荐 40 岁或更早开展乳腺癌筛查；

（2）每年一次乳腺 X 线检查；

（3）每 6～12 个月 1 次乳腺超声检查；

（4）每 6～12 个月 1 次乳腺体检；

（5）有条件者每年 1 次乳腺增强核磁共振（MRI）；

（6）高危女性于 30 岁起，可以考虑接受定期的卵巢癌筛查；

（7）携带有增加卵巢癌发病风险致病变异或疑似致病变异的女性，完成生育后，于相应的年龄段预防性切除卵巢和输卵管以降低卵巢癌发病风险；

（8）有遗传倾向的男性应尽早（45 岁）开展基于血清 PSA 检测的筛查。

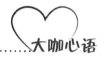

大咖心语

上海有一位中国著名的胃肠肿瘤专家，在确诊的时候已是晚期结肠癌合并肝转移，虽然采用了目前最好的治疗手段，也仅仅只有两年的生存时间，我想用这个例子告诉大家，早期发现有多重要！

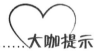

大咖提示

——大肠癌在上海的肿瘤发病率中排名第二，仅次于肺癌，在消化道肿瘤中排名第一。

——建议 45 岁时就要做一次肠镜检查，现在的无痛肠镜只要短短 5 分钟，非常方便。

——早期大肠癌的疗效非常好，95％以上的 Ⅰ 期大肠癌可以治愈，患者也不用放化疗，定期随访即可。

——我国大肠癌的发病年龄相对集中，从年龄段来看，主要发病人群集中在 50 岁以上。

——即使是最好的临床治疗，也仅仅改善了约 12 个百分点，生活方式的改变和早期筛查起了决定性的作用，共提供了约 88％的功效。

蔡三军

蔡三军：
远离肠癌，需要"肠识"

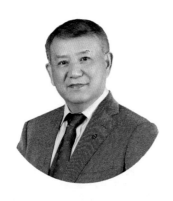

蔡三军， 主任医师、教授、博导。现任复旦大学大肠癌诊治中心主任、复旦大学附属肿瘤医院大肠癌多学科协作组首席专家。兼任中国抗癌协会大肠癌专委会前任主委及上海市抗癌协会大肠癌专委会主任委员、中国疾病预防控制中心中国胃肠肿瘤管理项目副组长、美国临床肿瘤指南（NCCN）大肠癌临床实践指南（中国版）外科执笔人。主要从事结直肠癌等基础实验研究和临床治疗研究，积极推动国内大肠癌的规范性多学科综合治疗的发展。先后承担多项国家级、省部级科研课题，主编参编结直肠癌专著 10 余部，发表 SCI 论文 70 余篇，先后荣获上海市科技进步二等奖和教育部二等奖等奖项。

做完六台手术，复旦大学附属肿瘤医院大肠外科主任蔡三军教授回到自己的办公室，"六台手术都是Ⅲ期患者，不得不手术。"蔡三军教授说。

一个上午六台手术，对于蔡三军来说是太正常不过了。大肠癌发病率一直居高不下，和肺癌、胃癌一起占据了我国高发病率恶性肿瘤的半壁江山。

大肠癌包括结肠癌和直肠癌，是常见的恶性肿瘤，其发病率从高到低依次为直肠癌、乙状结肠癌、盲肠癌、升结肠癌、降结肠癌及横结肠癌等。在我国癌症"作恶榜"上，大肠癌堪称一枚"奇葩"：被称为"吃出来的癌症"，因为大肠癌的发病与饮食因素密切相关，如高脂肪、低纤维素饮食就是危险因素；"喜欢"大城市，尤其青睐经济相对发达的城市。以我国香港特区为例，大肠癌常年占据香港癌症发病率首位，2018 年有 5 634 例新发大肠癌病例，占所有癌症的 16.6%；同年，大肠癌死亡人数为 2 314 人，是死亡率排名第二的癌症。

发病率高，死亡率高，发病率持续上升，这些是大肠癌令人担忧的现状。但另一个现实令人乐观：筛查与预防可以很大程度上"阻断"或终结大肠癌。几年前，蔡三军教授就明确提出：大肠癌是可防可治的"第一癌"。

接受采访时，蔡三军教授又一次强调：大肠癌是目前世界卫生组织唯一认为可以通过筛查和预防来降低发病率和死亡率、提高生存率的恶性肿瘤。

大肠癌发病率和死亡率为何"居高不下"

大肠癌为何被称为恶性肿瘤中的"重量级杀手"?

蔡三军:美国著名电影《黑豹》的主演博斯曼 43 岁时死于大肠癌,中国 38 岁的企业家王均瑶死于大肠癌,除此之外,还有很多名人也死于大肠癌,相关报道层出不穷。这实际上也提醒人们:大肠癌距离我们并不遥远,它是在我们很年轻的时候就影响生命的一种恶性肿瘤。

恶性肿瘤是人类目前非常重要的第一致死原因,也是我国最严重的疾病死亡原因。二十世纪五十年代,疾病死亡原因中,排名前三的分别是呼吸系统疾病、传染系统疾病和肺结核之类的传染性、感染性疾病,二十世纪七十年代排名第一到三位的疾病死亡原因变成脑血管疾病、心脏疾病、恶性肿瘤,而从二十世纪九十年代开始,恶性肿瘤代替了其他疾病,占据疾病死亡原因的榜首,成为排名第一的死亡原因。

世界卫生组织国际癌症研究机构发布的 2020 年全球最新癌症负担数据显示,我国 2020 年新发癌症患者高达 457 万人,其中大肠癌仅次于肺癌,名列第二,有 55.5 万余例大肠癌(即结直肠癌)患者。

中国国家癌症中心最新发布的肿瘤发病率数据显示:2018 年全国有 393 万新发恶性肿瘤患者,这意味着平均每 7.5 分钟就有一个人患癌,每天有 1 万人会发生恶性肿瘤。而在中国人的一生中,大概有三成以上的人会发生恶性肿瘤,形势严峻。数据同样显示,在国内所有发生的恶性肿瘤里,肺癌是第一位的,大肠癌是第二位的,胃癌是第三位的。这

样一个数据同样也告诉人们，肺癌、大肠癌、胃癌占了整个恶性肿瘤的
50％以上，是最严重的三大肿瘤。

从死亡率来看，2018 年全球癌症数据显示，大肠癌变成第二位的死
亡原因，第一位是肺癌。乳腺癌的治疗效果趋好，所以它的死亡人数却
没有大肠癌那么多。

大肠癌被称为恶性肿瘤中的"重量级杀手"。而且，值得注意的是，
我国大肠癌发病率有上升的趋势。以上海为例，大肠癌在上海的肿瘤发
病率中排名第二，仅次于肺癌，在消化道肿瘤中排名第一，而且每年上
升 4.2％，是上海发病率上升速度最快的癌症。

大肠癌发病率为什么这么高？

蔡三军：这有几个原因。第一是我们的期望寿命提高了不少。以上
海为例，20 世纪 50 年代上海的期望寿命是 47 岁，到 2020 年上海市民
平均期望寿命已经达到 83.67 岁了，寿命增加的过程中，必然会发生各
种各样的疾病，就像一辆汽车，开的时间越长，它发生损害或者故障的
可能性一定会增加。

第二是我们生活方式的改变。比如我们饮食结构发生了很大的变
化，从吃素菜为主到变成吃荤菜为主，同时体力劳动或运动减少，相应
地肥胖率也增加。

第三可能和环境污染有关，随着全球工业化进程的加速，我们生活
的环境被污染的可能性增加，环境污染影响了我们生活，也影响到我们
健康的机体。

此外，癌症发病率的增加，说明现在我们诊断水平提高，主要体现在检测设备的完善，这使得越来越多的大肠癌患者被诊断出来。

早筛早查是大肠癌防治的最优选择

我国的大肠癌发病率在全球处于什么水平？

蔡三军：我们还处于明显升高的阶段，而发达国家却明显下降。以美国的情况看，美国大肠癌的发病率从 20 世纪 80 年代的 63.5/10 万人年降到 2010 年的 39.1/10 万人年，我国大肠癌发病率却从 20 世纪 80 年代的 13.48/10 万人年增加到了 37.6/10 万人年，增加了近 2 倍。2020 年我国大肠癌新增病例是 55.5 万余例，美国 2020 年新发大肠癌病例为 14.8 万例，我们新发病例人数是他们的 3.75 倍。

我国大肠癌发病率持续上升，同时治疗效果并没有明显提升，所以死亡率在持续高位。尽管和过去相比，如今我国在大肠癌诊治方面有了巨大的进步，但是在生存率方面我们跟欧美发达国家相比同样有明显的差距。

造成这种差距的主要原因是什么？

蔡三军：早筛早查。具体来说，发病率下降的主要原因是癌前病变的处理，即早筛早查。死亡率下降，除了规范的多学科、个体化治疗手段之外，主要原因也在于早筛早治。

大肠癌的发展主要分为四个时期。Ⅰ期是属于早期的肿瘤，主要表现为只有一个原发的小病灶；Ⅱ期是指肿瘤已经长到了肠壁；如果肿瘤出现淋巴结转移，那就是属于Ⅲ期；出现肝脏转移、结肠转移等情况，则属于Ⅳ期。从治疗效果和生存率来看，越早治疗效果越好，其中，大肠癌的5年生存率Ⅰ期可以达到90％以上，Ⅱ期达到80％以上，Ⅲ期则为60％左右，Ⅳ期仅为10％以下。

我国很多大肠癌患者确诊时已发展到中晚期，大部分是Ⅲ期、Ⅳ期患者。上次门诊一个患者一进来就是Ⅲ期，淋巴结已经转移，我说你怎么没参加社区大肠癌筛查，陪同来看病的家属立马对患者发飙，说去年就让他去筛查，死活不去，今年被逼着去，结果查出来Ⅲ期了，去年来的话，肯定是Ⅱ期。

这种情况很常见。我国确诊的大肠癌患者中，Ⅰ期（早期）患者只占10％～12％；这和欧美国家明显不同，比如美国确诊的大肠癌患者中，Ⅰ期患者比例为25％～30％，Ⅲ期、Ⅳ期患者占比越来越少，所以整体的治疗效果比较好，生存率也较高。

数据显示，美国约65％的人参与大肠癌筛查普查，大肠癌发病率、死亡率均出现明显下降，五年生存率也从50％提高至67％。同时，美国一项研究发现，自1975年至2006年，美国大肠癌总体发病率每年以3％的速率下降，死亡率以2.5％的速率下降，早筛早查占了53.3％的功效。这些都说明，大肠癌筛查非常重要，也很有价值。

上海在2011年启动了400万目标人群的大肠癌筛查，结果如何？

蔡三军：不仅是上海，北京、天津、广东、香港等地近年都已经陆续开展大肠癌的目标人群筛查工作。比如，2011年上海启动了四百万目标人群的大肠癌筛查，2012年天津开展了大肠癌的筛查，2015年广东开展了大肠癌的筛查，2016年香港开展了大肠癌的筛查，但这些筛查只是在几个大的城市里开展，还没能够在全国进行。

目前上海大概300多万人的筛查已经完成，数据还没有完全整理出来，但上海2013年第一轮筛查的初步结果显示，筛查可以发现大肠癌的早期发生率，Ⅰ期患者占比达到49.1％。完成300多万人的筛查时，我们发现，通过筛查出来的Ⅰ期大肠癌患者比例可达52％，而同期临床问诊发现的Ⅰ期患者仅为11％。

另一个方面，我们也发现，尽早筛查，即可进行癌前病变的处理，这会大大减少大肠癌的发病率，提高生存率。同时，从卫生经济学角度来说，早期筛查也是最优选择。主要体现在几个方面。

第一，大肠癌从增生、恶变，到肿瘤发展，整个过程长达5～10年，甚至更长的时间，这意味着有充裕的早期筛查时间。也就是说，这么长的一个时间给我们提供了一个机会，即早期发现、早期诊断、早期治疗的宝贵机会，对此我们不应忽视、丧失。

第二，我国大肠癌的发病年龄相对集中，从年龄段来看，主要发病人群集中在50岁以上。其中，50岁时发病率为50/10万人年，60岁时发病率为95/10万人年，70岁时发病率为250/10万人年，80岁时为380/10万人年。这有利于锁定发病人群，将筛查人群聚焦在50岁以上人群中。

第三，早期大肠癌的疗效非常好，95％以上的Ⅰ期大肠癌可以治愈，患者也不用放化疗，定期随访即可。相比之下，Ⅲ期患者即便做手术，也需要放化疗，且生存率也只有 60％ 左右。上海有一个中国著名的胃肠肿瘤专家，在确诊的时候已是晚期，是结肠癌合并肝转移，虽然采用了目前最好的治疗手段，他的生存时间也仅仅只有两年。我想用这个例子告诉大家，早期发现有多重要！即便是一个著名的肿瘤专家，确诊时是晚期的话，用最好的治疗手段也就活了两年。

大肠癌防治的秘诀是什么

对普通人来说，如何及时发现大肠癌呢？

蔡三军：大肠癌目前的筛查手段，仍然是以肛门指检、大便隐血检查、肠镜为主。肛门指检以往可查出 75％ 的大肠癌，但随着结肠癌、高位直肠癌的发病有所增加，肛门指检可能摸不到，目前这种方法约能检查出 25％ 的大肠癌。所以，肠镜是大肠癌检查的金标准。便血或大便习惯改变，经直肠指检无异常发现的人，都可做常规的肠镜检查。

我建议朋友们在 45 岁时就要做一次肠镜检查，现在的无痛肠镜只要短短 5 分钟，非常方便。其实，日本、德国、美国都要求 50 岁以上的公民每年接受一次大肠癌检查。

大家常说，大肠癌是"吃出来的癌"，在生活方式方面，可以有效预防大肠癌吗？

蔡三军：这是一定的。在癌症预防中有三级预防的概念，一级预防是病因预防，二级预防就是早期诊断、早期治疗、早期发现，三级预防则是临床患者的规范治疗。世界卫生组织曾提出：1/3 的癌症可以预防；1/3 的癌症可以通过早期发现得到根治；1/3 的癌症可以运用现有的医疗措施延长生命、减轻痛苦、改善生活质量。大肠癌的防控同样也是三级预防，其一级预防是生活方式干预，通过干预生活方式，可以发挥35％的作用。

从大肠癌来看，管住嘴、迈开腿的生活方式属于一级预防，非常重要。美国的研究也显示，1975～2005 年美国大肠癌的死亡率从 28.4％降到 17.1％，5 年的生存率从 50％提高到 66％。这些改变中，生活方式的改变占了 35％的功劳。

这个研究也显示，降低大肠癌死亡率、提高生存率的原因中，即使是最好的临床治疗，也仅仅改善了约 12 个百分点，生活方式的改变和早期筛查起了决定性的作用，共提供了 88％的功效。所有搞大肠癌防治的人，对这一点都必须要有清醒的认识。

改变生活方式方面，您有什么具体建议？

蔡三军：在一级预防比如改变生活方式方面，需要积极做一些事。首先需要健康膳食，增加粗纤维、新鲜水果摄入，避免高脂、高蛋白饮食。具体来说，减少高蛋白、高脂肪、精细饮食等，也减少腌炸、烟熏食品，同时增加蔬菜、水果、粗粮等。其次，戒烟，减少吸烟、避免过量饮酒。第三，老年人可尝试服用低剂量阿司匹林片，可能会减少心脑血管疾病和肠癌发生的风险，但具体使用要咨询医生。此外，坚持运动，坚持体育锻炼，避免肥胖。

改变生活方式，能有效预防大肠癌的发生，但是这需要大家一起努力，只靠医生推动，只是单相思，效果有限。

对于已经发生的大肠癌，有什么办法吗？

蔡三军： 每个患者在确诊后都会经历这样一个过程，首先是否认，"我怎么会生癌症呢"，接着是恐惧和焦虑，"我怎么办，我的家庭怎么办，我工作怎么办，我未来怎么办"，并悔恨自己为什么没能够早点发现，后悔为什么没有早点预防和早点查出大肠癌，然后郁闷、焦躁不安。在这个过程中，在医院、医生和周围人的帮助下，患者会逐渐接受。但是这样一个心理过程的变化，需要我们周围人的帮助。

提高大肠癌患者的生存率，主要是临床的三级预防。而在三级预防中，主要包括规范地执行治疗前的诊断，规范地进行治疗计划的设计，规范地进行多学科的个体化治疗。在所有的治疗里面，外科治疗是大肠癌最主要的决定性手段，大肠癌治疗后五年生存率的85％～90％是由外科治疗来决定的。

外科同时也有很多发展，包括腹腔镜手术、内镜手术、机器人手术等，都在大肠癌的治疗中起了非常重要的作用。也就是说，外科治疗很重要，但仅仅外科治疗是不够的。

内科治疗在提高生存率、改善生存质量、延长生存时间等方面有非常重要的作用，包括化疗、靶向药物治疗和免疫治疗等。除此以外，大肠癌还有放疗。放疗也是恶性肿瘤治疗的三大手段之一，在进展期直肠癌的治疗中可以明显降低局部复发率和提高生存率，同时在大肠癌的复发转移治疗中，可以增加局部的控制率，从而延长患者的生存期和生存质量。

在整个恶性肿瘤治疗中，我们首先要强调规范性治疗，也就是要按照指南进行治疗。大肠癌目前有各方的诊疗指南，按照这些指南去治疗大肠癌，可以获得大肠癌五年生存率的中位水平，简单地说，就是我们可以考85分左右，如果结合一些经验和综合治疗，可以达到90分的目标。

其次，要多学科综合治疗，目前大肠癌的治疗涉及外科、内科、放疗、内镜、病理、影像、肝外科、胸外科等多学科，所以一个好的治疗计划必须结合各学科的智慧，提供最好的治疗手段，来保证患者获得最佳的治疗效果。精准治疗在肺癌和乳腺癌上目前有了非常明显的进步，但在肠癌方面还做得不够，是一个努力的方向。

我们医院（复旦大学附属肿瘤医院）的一万多例大肠癌手术患者中，总的五年生存率达到了76％，这是一个非常好的结果，可以媲美世界上最好的肿瘤治疗中心。上海的大肠癌治疗已经达到甚至超过发达国家的水平。这也说明，如今只要我们认真地改变生活方式，及时就诊，积极参加筛查普查，治疗癌前病变，并规范地临床治疗，改善大肠癌的生存率是可能的。

这也是您作为一个临床医生，不断科普宣传筛查与预防的主要原因？

蔡三军：知道这样的效果，你说你能不去努力宣传？就要反复不断地讲，天天讲，没事就讲，慢慢大家就会记住了。我的从医之路可以划分成三个阶段：第一个阶段是力争在大肠癌手术方式上做到极致和完美，也就是让患者出最少的血，用最少的时间，得到最大限度的治疗；第二个阶段是大力推进大肠癌多学科综合诊治模式的建立和推广；第三个阶段也是我正在努力推进的，希望将大肠癌早诊早治从口号变为惠民项目。我也希望包括我自己在内的每个大肠癌专家或同行，都不要局限于临床医疗领域，要积极进行科普，因为作为一种"吃出来的癌症"，或者说是一种生活方式引发的癌症，早防早治是获得大肠癌疗效突破的有效手段。

特别提示1

大肠癌筛查和预防推荐建议

高危对象：

1. 45 岁以上无症状人群；

2. 40 岁以上有两周肛肠症状*的人群；

3. 长期患有溃疡性结肠炎的患者；

4. 大肠癌手术后的人群；

5. 大肠腺瘤治疗后的人群；

6. 有大肠癌家族史的直系亲属；

7. 诊断为遗传性大肠癌**的家族直系亲属，年龄超过 20 岁。

　*两周肛肠症状：指有以下任意症状持续两周以上：大便习惯改变（便秘、腹泻等）；大便形状改变（大便变细）；大便性质改变（便血、黏液便等）；腹部固定部位疼痛；**遗传性大肠癌详见第 93 页特别提示 2。

筛查建议：

1. 符合上页 1~5 的"一般人群"筛查：

（1）大肠癌筛查从 45 岁开始，无论男女，每年查 1 次粪便隐血（FOBT），每 10 年查 1 次肠镜，直到 75 岁；

（2）76~85 岁，体健者、预期寿命在 10 年以上者，可继续维持筛查；

（3）85 岁以上，不推荐继续筛查。

2. 符合上页中"6. 有大肠癌家族史的直系亲属"筛查：

（1）1 位一级亲属患有明确高级别大肠腺瘤或大肠癌（发病年龄＜60 岁）、2 位及以上一级亲属患有明确高级别大肠腺瘤或大肠癌（任意发病年龄）者，40 岁开始（或比家族最小发病者发病年龄小 10 岁开始）筛查，每年 1 次 FOBT，每 5 年查 1 次肠镜；

（2）有一级亲属家族史的高危对象（仅 1 位，且发病年龄＞60 岁）：40 岁开始筛查，每年 1 次 FOBT，每 10 年查 1 次肠镜。

3. 符合上页"7. 诊断为遗传性大肠癌的家族直系亲属"筛查：

（1）遗传咨询；

（2）风险评估和基因检测；

（3）从 20 岁（或比家族中最年轻的患者小 10 岁时）开始筛查，每 1~2 年进行 1 次肠镜检查。

4. 关于筛查方法推荐：

（1）粪便隐血检测＋问卷调查是筛查主要手段，证据充分。

（2）血液的多靶点基因检测可能有助于提高筛查准确度，但价格较为昂贵。

（3）有条件者，可联合粪便和血液方法进行筛查。

预防建议：

1. 运动可有效减少肿瘤发生，坚持体育锻炼，避免肥胖；

2. 健康膳食，增加粗纤维食品、新鲜水果摄入，避免高脂高蛋白饮食；

3. 非甾体消炎镇痛药可能对预防肠癌有效，老年人可尝试服用低剂量阿司匹林，可能减少心脑血管疾病和肠癌发生的风险，具体使用须咨询医生；

4. 戒烟，避免其对消化道的长期毒性和炎性刺激。

特别提示2

遗传性大肠癌

遗传性大肠癌，有明显的遗传倾向，家族中存在遗传基因突变携带者。详见下表。

与遗传性大肠癌相关的疾病与基因

遗传性大肠癌	基　因
林奇综合征（Lynch）	*MLH1*、*MSH2*、*MSH6*、*PMS2*、*EPCAM*
家族性腺瘤性息肉病	*APC*
MUTYH相关性息肉病	*MUTYH*
错构瘤肿瘤综合征	*PTEN*
黑斑息肉综合征	*STK11*
李法美尼综合征	*TP53*
家族性幼年型息肉综合征	*SMAD4*、*BMPR1A*

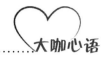

大咖心语

全世界如果有两个胃癌患者，其中一个就是中国人。

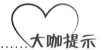

大咖提示

——到了40岁，胃癌高危人群一定要做筛查；筛查的金标准是胃镜检查＋病理活检。

——我国的胃癌呈现一高一低的情况，高是胃癌发病率非常高，低是早期胃癌占比低。

——2020年全球最新癌症负担数据显示，我国胃癌患者整体生存率大约只有23%。

——早期胃癌可以达到95%以上的治愈率，换句话说，早期胃癌基本上可以得到根治。

——日本胃癌的防治体系中，既有覆盖广泛人群的内镜筛查和根除幽门螺杆菌为主要的一级预防，也有胃癌高危人群的筛查和随访的二级预防，并以此为基础构建了胃癌早期防控体系，极大提高了胃癌诊治率和生存率。

朱正纲

朱正纲：
发现早期胃癌并及时治疗非常重要

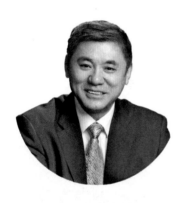

朱正纲， 1954生，医学博士、主任医师、研究员、上海交通大学特聘教授，国务院特殊津贴获得者。现任上海消化外科研究所所长、上海市胃肿瘤重点实验室主任、《外科理论与实践》杂志主编。曾任上海交通大学副校长、医学院院长、瑞金医院院长等职。兼任中国抗癌协会胃癌专委会主任委员，上海市医学会副会长、外科专科分会主任委员，上海市抗癌协会副理事长、胃肠肿瘤专委会主任委员，国际胃癌学会（IAGC）理事（中国代表）、美国外科学院院士等。主要从事消化外科、胃肠道肿瘤外科综合治疗，先后荣获国家科技进步二等奖等奖项，发表SCI论文232篇。

瓢泼大雨突如其来，瑞金医院科技楼的大厅里挤满了没带雨具的人，都看不出焦虑和慌张，所有人都在低头看手机。二楼朱正纲教授的办公室里是另一番景象：一场突如其来的会议打乱了之前的工作日程，朱正纲教授一边在电脑上忙着调整后面的安排，一边整理桌上堆叠的材料，手机扔在一旁。

他甚至都不知道已经下雨了。

朱正纲教授的工作性质决定了他无暇顾及屋外，手术室、病房、门诊、会议室、办公室……都在医院的屋顶下穿梭，家几乎成为他纯粹回去睡觉的地方。"每天都要忙到晚上十二点睡觉，常年如此。"朱正纲说。

2020 年，全球新确诊的癌症患者为 1 926 万人，胃癌患者为 109 万人，其中一半左右的胃癌新发病例在我国。朱正纲教授所在的上海交通大学医学院附属瑞金医院胃肠外科是我国胃癌诊治重镇之一，他能不忙吗？

"我们的胃癌患者大部分是中晚期患者，我们这些医生一天到晚忙着给患者怎么用药，怎么延长生命，怎么争取手术的机会……常常忙了很久患者还是走了。"朱正纲教授强调："发现早期胃癌并及时治疗，非常重要，也很关键！"

我国胃癌呈现"一高一低"的情况

我国胃癌总体情况如何？

朱正纲：我们国家是胃癌大国，因为人口多，有 14 亿人口，所以每年胃癌的新增病例全球第一，大概占了一半左右，也就是说，全世界如果有 2 个胃癌患者，其中 1 个就是中国人。胃癌患者很多，这是第一个问题。

我国胃癌发病率很高，这只是问题的一方面，更大的问题是：我们发现的早期胃癌少，全国早期胃癌的发病率为 10％～15％。

不同地区，早期胃癌诊断的情况不一样。在我国西北和东部沿海地区，胃癌发病率较高，但是在北京、天津以及东部沿海地区如江苏、浙江、上海等经济发展比较好的地区，早期胃癌占手术的比例是 20％～25％。在个别医院，特别在一些胃癌做得比较好的一些肿瘤中心，早期胃癌的手术比例占整个手术 30％左右，可是在西部地区，像贵州、甘肃、青海等地，早期胃癌占整个胃癌手术的比例不到 10％。

什么原因导致这样的差异？

朱正纲：主要是因为经济发展水平的差异。一些西部地区刚刚开始走上小康，医疗环境和医疗条件有一定局限性，再加上一些观念上的问题。比如，没有症状的话，很多人是不会到医院去的，等到有明显的症状后到医院一查，基本上都是晚期胃癌。部分地区的普查也开展得不足，甚至很多人连体检都不做，再加上有些地区，比如河西走廊那一带，多年传承下来的生活习惯、饮食习惯等到现在没有调整等，这些都是早期胃癌发现率低的原因。因此，我国的胃癌呈现一高一低的情况，高是胃癌发病率非常高，低是早期胃癌占比低。

这是不是直接影响了我国胃癌患者的生存率？

朱正纲：有这个原因。2020 年全球最新癌症负担数据显示，我国胃癌患者整体生存率大约只有 23％。而早期胃癌可以达到 90％以上的治愈率。换句话说，就是早期胃癌基本上可以得到根治，而且根治早期胃癌的方法也多。像我们的邻国日本，他们的情况和我们正相反：在胃癌患者中，日本的早期胃癌大概占到 70％左右，中晚期胃癌占 30％；我们则是早期胃癌少，不到 20％，大部分患者是中晚期患者，一到医院确诊就是进展期甚至是晚期了，或已经发生多处转移，都无法开刀了。

日本为何胃癌治愈率高

日本也是曾经的胃癌大国，但如今日本的胃癌发病率、死亡率都降低了，日本是如何做到的？

朱正纲：日本原来也是胃癌发病率最高的国家之一，这和生活习惯也有一定关系，实际上消化道肿瘤和生活习惯是有密切关系的。日本国民后来发生变化，开始大量食用新鲜食材，而我们国人，特别在某些地区，长期以来还是喜欢食用腌制加工食品，比如咸肉、腊肉、咸菜、咸鱼等。地域环境、饮食生活因素和胃癌发生有密切的关系，这也是我们一直建议大家要多食用新鲜蔬菜和新鲜水果的原因。要改变不良的生活习惯，就要多做防癌知识的普及工作，可惜目前我们仍然做得不够。如果全国人民像对待新冠病毒那样积极地预防癌症，我敢说，我国的癌症发病率会逐步下降，得到有效控制。

日本从饮食入手预防胃癌发生，同时在胃癌筛查方面也加大投入。就像我前面提到，早期胃癌的治愈率非常高，日本通过早筛发现早期胃癌患者，及时干预进行治疗，这样大大提高了胃癌的生存率。

此外，日本还通过根除幽门螺杆菌来预防胃癌，政府发起"消灭胃癌计划"，将慢性胃炎患者根除幽门螺杆菌治疗纳入医保范畴。

作为全球第一个提出"早期胃癌"概念的国家，日本在预防和筛查方面有相关法律法规吗？

朱正纲：日本 1983 年通过的《健康服务法》规定，40 岁以上的成年人要做上消化道钡餐造影来筛查胃癌。20 世纪 90 年代，日本将胃癌筛查纳入国民癌症筛查计划，规定超过 40 岁的日本居民每年进行一次胃癌筛查，以此推行大范围的胃镜筛查，从而提高胃癌的早诊率。

总的来说，日本胃癌的防治体系中，既有覆盖广泛人群的内镜筛查和根除幽门螺杆菌为主的一级预防，也有胃癌高危人群的筛查和随访的二级预防，并以此为基础构建了胃癌早期防控体系，极大提高了胃癌诊治率和生存率。

日本的肿瘤预防做得好，其成本效益也很高。因为预防做得好，早期患者得到及时治疗，痊愈后作为健康的人回归社会，回到劳动力队伍，医疗上的经济成本和社会成本都大大降低。这么说吧，如果把胃癌防治看作一个整体的话，日本是忙最前面的一段，效果好，很多早期胃癌患者手术之后基本也就根治了，回到正常生活和工作。

我国恰恰相反，预防和筛查做得不够，所以大部分都是中晚期患者，我们这些医生一天到晚忙着给患者怎么用药，怎么延长生命，怎么争取手术的机会，忙最末端那一段，效果虽然还不错的，但是依然有限，常常忙了很久患者还是离世了，钱花了，人也走了，这对医生来说是非常遗憾的事。

发现早期胃癌并及时治疗，非常重要，也很关键。我们瑞金医院胃癌综合诊疗学科群这些年采取了一些措施，比如走街串巷、下基层、去上海胃癌高发区（崇明三岛）做宣讲、鼓励市民进行胃癌早诊早治等，提高了早期胃癌发现率，早期胃癌的手术率也不断提高，早期胃癌手术占比达到 35％左右。

幽门螺杆菌感染的治疗和预防

您提到日本通过根除幽门螺杆菌来预防胃癌，幽门螺杆菌是确定的胃癌致病因素吗？

朱正纲： 对。世界卫生组织把幽门螺杆菌列为胃癌一级促癌物，这是明确的。全球多中心的一项研究也证明，及时根除幽门螺杆菌可降低近 2/3 胃癌的发生率和死亡率。

如果检查出来是幽门螺杆菌感染者，是不是必须要治疗？

朱正纲： 幽门螺杆菌和胃癌密切相关，如果检查出来是"中重度幽门螺杆菌感染"，就要进行相关治疗；如果是相对轻度的幽门螺杆菌感染，同时还存在慢性胃炎、胃溃疡等疾病，也要接受治疗。实际上，幽门螺杆菌也要做好预防，建议大家最好实行"分餐制"，因为幽门螺杆菌主要是通过消化道感染造成的，我国幽门螺杆菌感染情况较为普遍，这和我们的饮食习惯有关，因为这是可传染的。实行分餐的话，就会减少感染。

幽门螺杆菌感染可以发生在家人之间，那么癌症或胃癌会传染吗？

朱正纲：癌症是多种因素综合造成的，就像我们常说的，癌症主要是致癌基因突变所致，而幽门螺杆菌感染只是胃癌的促癌因素之一。比如说在幽门螺杆菌感染下，可能诱使致癌基因发生突变，导致胃黏膜细胞发生癌变。幽门螺杆菌是可以传染的，但胃癌并不传染。

促癌物质不一定引发癌症，对吗？

朱正纲：并不是所有致癌（促癌）物都会导致癌症的发生，因为不同人的基因对致癌物的反应不尽相同，有些人体内的致癌基因对某些促癌物，或致癌物易感，就是常说的易感性，则促使癌症发生的概率就高。回到胃癌来说，很多人感染了幽门螺杆菌，也有不少人喜欢吃腌制食品等，但这不是说他们都必然会发生胃癌，肿瘤的发生与发展是一个复杂而漫长的生物学演变过程，我们常说的外因通过内因发生作用。促癌物只是外因，体内致癌基因、抑癌基因与调节基因的突变或失衡才是内因。

所以，幽门螺杆菌感染只是胃癌的一个促癌因素，它具有传染性，但胃癌不传染，已知的癌症一般都不具传染性。

如何才能做好胃癌防控

您觉得在机构配置或组织建设方面，要做哪些工作来促进胃癌的预防和筛查？

朱正纲：这不是某个具体的机构来完成的，需要从上至下的配合。现在国家也比较重视，2021 年在国家卫健委下面专门成立了国家疾病预防控制局。就癌症预防来说，也是如此，需要社会支持和配合。医院主要是疾病治疗的机构，承担预防的功能较少，但医院也承担了部分筛查的任务。通过新冠肺炎的防控效果，我们可以有信心地说，只要全社会重视，加大防控力度，是可以做好癌症防治的。

在具体措施上，您认为还存在哪些方面需要改进？

朱正纲：比如说禁烟。尽管这几年很多公共场所等都严禁吸烟，北京、上海等许多城市也出台相关措施，但是抽烟的人数并不见得减少了。所以，我们能不能从香烟生产与供应方面入手，从源头入手进行限制？

另外，一些传统的但影响身体健康的饮食习惯，比如一些地方的群众仍习惯吃腌咸菜或咸肉等，政府虽然不能强行禁止，但是可以多宣传、普及相关的健康知识。

要改变胃癌高发、早期胃癌占比低的情况，需要从宏观管理到专业部门的相互协同，更重要的是把整个经济搞上去，老百姓的观念、生活习惯要改变。我们国家有具体的国情，人口多，癌症患者也多，不能只针对某一种癌症甚至某一种疾病的防治采取具体措施，也不能完全照搬国外的经验。科学地预防肿瘤，有效降低肿瘤发病率与优化全民健康素养、改善国民健康状况、发展国家经济水平、提高对健康与科研的投入，以及积极倡导文明生活方式等都有密切关系。简单打个比方，我们某些地区才刚刚脱离贫困，进入小康，怎么能和人均 GDP 五六万美元的发达国家相比呢？这需要一个过程，通过大家一起努力，提高防控水平，10 年、20 年也许做不到根本改变，但是朝着正确的方向走，可以逐步提高老百姓的健康生活观念，防治水平会越来越高。

胃癌早期几乎没有症状，怎么做到早发现？

朱正纲：胃癌的初发阶段，因多无典型症状，早期很难发现，所以筛查和预防就尤其重要。即便是日本的技术和水平，也做不到通过症状来发现早期胃癌，但是通过胃镜检查，可以筛查出早期胃癌患者。到了一定年纪，比如到了 40 岁，胃癌高危人群一定要做筛查。现在特殊的检查主要是依靠胃镜检查，包括病理活检，以前推行的双重气钡造影也有帮助。同时，通过寻找一些有效的特异性肿瘤标志物，也能为筛查或诊断早期胃癌提供帮助。但目前，筛查的金标准依然是胃镜检查＋病理活检。

对普通人的胃癌预防来说，您有什么建议？

朱正纲：对健康的人群来说，首先要做好预防，防止罹患胃癌。要有健康的生活习惯和生活方式，包括良好的饮食习惯，比如多食用新鲜水果蔬菜，避免经常性、过多地食用火腿、咸鱼、咸菜等腌制食品，因为里面含有大量的亚硝酸盐成分，属于致癌物质。其次，有消化系统的疾病，要及时到医院进行检查并治疗，不要自己在家随便服药，延误病情。第三，有胃癌家族史的人群，以及 40 岁以上或长期患有慢性胃癌前疾病的患者，要做好筛查或针对性体检。

您对胃癌患者有什么建议呢？

朱正纲：即便患了胃癌，大家也要有信心，不要过度焦虑。这些年胃癌的治疗有非常明显的进步，方法也很多。早期胃癌或者中期胃癌患者基本可以达到根治，早期胃癌的五年生存率可以达到 90％以上。即使晚期胃癌的患者，有效的治疗方法也不少，除了手术治疗，还有新型的化疗药物、分子靶向药物、免疫药物，甚至还可以结合术中、术后的放疗与中医中药治疗等。

以我们瑞金医院为例，我们对每个胃癌患者量身定制治疗方案，通过为每一位患者制订个体化的手术或围手术期治疗方案，使进展期或晚期胃癌降期（病灶缩小等）后再行根治性切除，效果明显，我们医院胃癌总体 5 年总生存率达到 53％，位于世界前列。

特别提示

喝出来的患癌风险

水本身无毒无害，现有证据表明，水既不会升高也不会降低患癌风险。但是，大部分人不仅仅只喝水，也会喝各种各样的酒、茶等，而饮用水本身也可能被污染。这意味着，各种物质成分会随着水一起进入人体，日积月累，就会对健康产生深远的影响，其中有些影响与患癌风险相关，这就更加令人关注。

饮茶会增加患癌风险吗

中国是茶的故乡，饮茶在中国非常普遍，饮茶与患癌风险的研究也不少。从这些研究中，可以认识饮茶和癌症的关系。

饮茶会导致患癌风险上升还是下降？截至目前，科学界的结论是：无法确定。也就是说，依据现有证据，喝茶既不会升高也不会降低癌症风险，这个结论与人们普遍的认识存在明显差异。

茶的主要成分是茶多酚，在绿茶中含量最高，绝大部分动物实验都发现，茶多酚具有抑制肿瘤细胞增殖、促进肿瘤细胞凋亡的作用。但是在人群研究中，并没有类似的发现。人群研究是科学界进行防癌推荐的基础，只有在大部分人群研究中得出喝茶越多癌症发病率越低的结论，才能作出饮茶防癌的推荐。

而饮茶抗癌的人群研究无法得出明确结论，原因不少。首先，茶的品种繁多，茶饮的泡制方法各具特色，造成人体实际摄入的有效成分差异很大。其次，茶多酚作为有效物质在人体内的吸收、利用存在明显的差异，也就是说摄入同样的茶多酚，有人吸收多，有人却没有反应。第三，饮茶与其他很多癌症相关因素会同时存在。比如，喝茶多的人也可能喝酒多，喝茶水温过高等，这些都会抵消饮茶带来的益处。此外，茶叶在生产、加工、运输过程中可能受到其他致癌物的污染，比如重金属、农药等，有可能长期饮用反而增加了患癌风险。

"咖啡伴侣"需要赶紧分手

长期以来，咖啡与患癌风险之间的关系也是研究的热点，但结论仍是无法确定。

好消息是，最近世界癌症研究基金会发布的推荐中，咖啡已经进入可以降低癌症风险的食物之列。关键证据来源于人群研究，该研究发现，饮用咖啡多的人群，罹患子宫内膜癌和肝癌的风险均有所降低。

咖啡能降低患癌风险，主要是因为它所含的植物素等成分具有抑制肿瘤生长、发展的作用，还有抗氧化和抗炎症作用，都可以起到抗癌抑癌效果。

要抗癌，喝咖啡还有讲究。原则是控制加入咖啡中的其他东西的量。推荐喝清咖，或是加了少量牛奶的咖啡，而且不能太烫的时候喝。

为了抵消咖啡的苦味，人们喜欢在咖啡中加糖。糖本身并不会增加患癌风险，但是多吃糖会造成人体能量摄入过高，长此以往会造成体重增加，导致超重、肥胖，引起大肠癌、胰腺癌、子宫内膜癌、乳腺癌等多种癌症的风险增高。

不要加糖，而且还要避免各种含糖饮料，像可乐、各种瓶装或罐装饮料等。饮料一般都带有甜味，要使饮料的口感达到一定的甜度，需要加入大量的糖。比如，一罐335毫升的可乐，含糖50克左右，相当于人体一天所需能量的1/8，需要快速步行1小时才能消耗掉。长期饮用，体重增加在所难免。

此外，咖啡中还会加牛奶或者奶精（植脂末）。有段时间传言"牛奶致癌"其实并没有科学依据。大规模的人群研究证实，牛奶并未增高患癌的风险。咖啡中加入少量牛奶，可以预防咖啡导致骨质流失，是非常好的营养搭配。但是牛奶中含有少量脂肪，大量饮用会增加人体脂肪的摄入。就防癌来说，需要控制牛奶的摄入量。比起牛奶，奶精几乎没有什么营养价值，其中含有的反式脂肪酸更会妨碍人体对脂肪的代谢，增加脂肪对人体的危害，间接地增加患癌风险，因此，"咖啡伴侣"需要赶紧与之"分手"。

酒精是重要的致癌物

果汁也是常见的饮料。富含蔬菜水果的饮食可以预防癌症，已经获得大量研究的证实。但是，从水果到果汁，去除了大量的膳食纤维，而正是这些膳食纤维起到了防癌的作用。因此，要降低患癌风险，应该吃蔬菜、水果，而不是将它们榨成汁喝。

酒精是重要的致癌物，会损伤正常细胞的 DNA，增加细胞变异机会，还会促进人体对其他致癌物的吸收。饮酒与肝癌、大肠癌、食管癌、胰腺癌和胆囊癌等十多种常见癌症的风险增高有关，女性少量饮酒也会增加罹患乳腺癌的风险。

所以，无论男女，都要控制酒类和含酒精饮料的摄入量。特别是喝酒脸红的人，由于缺乏帮助酒精代谢的乙醛脱氢酶，酒精致癌的风险更高，应尽量避免饮酒。

为了避免喝出来的患癌风险，应该以饮用清洁、不烫的水为主；饮料可以选择咖啡和茶，但尽量不要加糖，可以加少量的新鲜牛奶，不要加奶精；咖啡和茶饮用时的温度，最好不要超过 60℃。尽量避免喝瓶装甜味饮料，与其喝果汁，还不如直接吃蔬菜和水果。

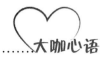

大咖心语

"十人九胃"的说法并不夸张，大家可能都患过慢性胃炎，只不过有的人没有出现症状或症状很轻。

大咖提示

——我国人口中，至少 10% 的人患有萎缩性胃炎。

——除了幽门螺杆菌感染以外，胃衰老是胃癌发生、进展的一个重要因素。

——内镜下切除癌前病变，是有效的预防胃癌的手段。

——胃肠道的衰老基本上从 45 岁左右开始，其特征变化是胃黏膜萎缩，所以如果不考虑别的因素，到了 45 岁建议做胃镜，认真地取活检，都会发现萎缩。

——从萎缩到肠化，到异型增生，到胃癌，中间还有很长一段时间，所以坚持一定时间内随访胃镜非常有必要，也很重要。

房静远

房静远：
胃癌防治需要理清几个概念

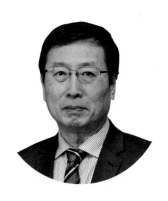

房静远， 1961 年生，二级教授、主任医师、博士生导师，国家杰青基金获得者、教育部"长江学者"特聘教授、科技部重点研发专项首席科学家。现任上海市消化疾病研究所所长、上海市消化内科临床医学中心主任、上海市消化内科临床质控中心主任、国家卫健委内科消化重点实验室主任、上海交通大学医学院附属仁济医院副院长兼消化科主任，兼任中华医学会消化病学分会副主任委员等。主要从事胃肠癌发生和预防中表观遗传修饰和肠微生态研究，获两项国家科技进步二等奖，发表 SCI 论文 160 余篇。

复旦版《2020 年度中国医院专科声誉排行榜》上，上海交通大学医学院附属仁济医院消化科位居全国第一，仁济医院消化科的带头人正是房静远教授。

房教授一身多职，但这未能减少他的临床工作：每周有六个半天，他奔波于三个院区的临床一线，每年诊治患者上万人次（包括门诊、内镜及病房）。他连续三次牵头制订和更新了我国用于诊治胃炎的《中国慢性胃炎共识意见（2017）》。

房静远教授说："患者来医院一次不容易。"他的患者中有 80% 的人是从外地来上海看病的。每次看完病后，他都会给新接诊的患者三样东西，如和该病有关的一般科普知识、服药注意事项、饮食注意事项等。

但谈及消化道肿瘤如何防治时，长期从事消化道肿瘤防治研究并拥有丰富临床经验的房静远教授却先解释了几个概念，比如胃龄、慢性萎缩性胃炎等。这些"概念"和胃癌的发生有什么关系？该如何筛查和预防？

慢性胃炎从何而来

常见的胃病比如浅表性胃炎、萎缩性胃炎、消化性溃疡等和胃癌发病的相关性如何？

房静远：谈这个问题前，我想先说几个概念。

第一个是慢性胃炎。我们知道，胃是位于消化道中间一个膨起的组织，包括贲门、胃底、胃体、胃窦和幽门，主要作用是消化吸收。胃壁有四层，从里往外依次是黏膜层、黏膜下层、肌层、浆膜层，慢性胃炎就是发生在胃黏膜层的炎症。

慢性胃炎的发病率非常高，老百姓熟悉的说法是"十人九胃"，意思是十个人里有九个人会存在胃部问题。实际上这话并不夸张，大家可能都患过慢性胃炎，只不过有的人没有出现症状或症状很轻。10个做胃镜，10个人的胃镜报告都可能写有慢性胃炎。我做医生做了30多年了，从1986年开始给患者做胃镜，没写过一个正常胃的报告，诊断中几乎都包括了慢性胃炎。为什么？因为做胃镜，患者本身要进食，要吃一些去泡剂或者是麻药之类的，再加上管子进去要打水，本身对胃黏膜就有一个冲击，黏膜有一点充血，从严格意义上讲，这可以写成慢性胃炎。这些慢性胃炎是非活动性的，如果没有萎缩、肠化或异型增生，问题不大。但是，如果不注意，症状较轻的胃炎也会加重。

导致慢性胃炎从轻变重的因素有哪些？

房静远：首先是幽门螺杆菌感染，持续感染的话，会使各种胃病包括胃炎加重。

其次是一些特殊药物会对胃黏膜造成损伤，也会引起慢性胃炎发作，比如阿司匹林和某些抗生素等。这主要是指 NSAIDs（非甾体抗炎药），即一些不含有甾体结构的抗炎药，包括阿司匹林、对乙酰氨基酚、布洛芬等抗炎、止痛、退热类药物。非甾体介入，会破坏胃黏膜。有统计显示，长期口服非甾体抗炎药的患者中，有 10%～25% 的患者会出现消化性溃疡，也有极少数的患者会出现出血或穿孔。这类药不是说绝对不能吃，而是不要空腹吃，而且注意补充一些抑酸剂和黏膜保护剂，或者抗酸剂等。

再次是进食不当，如饮食过量、烟酒摄入，过量摄入甜腻、酸辣刺激食物，进食较多煎炸食物、盐分太多食物、腌制物等。

其实，长期思想压力大也参与胃炎加重过程。比如工作压力大、生活节奏快、过度劳累等，都可能导致胃分泌胃酸、分泌胃蛋白酶的功能发生变化，从而引发慢性胃炎。

我们日常饮食中有抑酸的食品吗？比如碱性食品？

房静远：准确地说，是没有的。有人说吃碱性的东西可以中和胃酸，值得注意的是碱性东西吃太多，它会产生二氧化碳，比如说可有一些中和胃酸的碳酸钠就会产气，吃太多了也不好，一些中和胃酸的药可以吃，但也要听专业医生的指导，不能自己乱用药。

引发胃炎的因素，还包括不良的生活习惯。比如一些人喜欢晚上吃夜宵，不仅打乱了正常的生理节奏，也对胃增加了不良的刺激和影响。常常喝酒，尤其是大量饮酒，摄入的酒精直接对胃黏膜造成损伤。另外，经常参加饭局的话，如果一起吃饭的人有幽门螺杆菌，那么感染幽门螺杆菌的概率也会增加。

幽门螺旋杆菌感染和生活习惯有关

幽门螺杆菌感染是目前已经确定的胃癌致病因素吗？它必然会导致胃癌的发生？

房静远：1994 年，世界卫生组织（WHO）把幽门螺杆菌感染分类为胃癌的Ⅰ类致癌原。当然，可能很多人对此有误解，认为Ⅰ类致癌原就一定会致癌，因此就认为幽门螺杆菌感染一定会导致胃癌。其实并非如此。Ⅰ类致癌原很多，包括酒精、烟草等都是，Ⅰ类致癌原只是导致胃癌的机会多一些。但不管怎么说，幽门螺杆菌跟胃癌发生是有因果关系的。胃癌发生是一个多因素、多步骤、复杂的过程，它不是幽门螺杆菌一个，还有其他因素，包括亚硝胺物质的过多摄入，还包括 EB 病毒等。

胃癌包括胃窦癌、胃体胃底癌和贲门癌，贲门也就是胃靠近食管的那一部分，跟幽门螺杆菌的关系不大明显，和长期吸烟及胃酸多关系更大。如果说一定要说出一个病因来，胃癌的发生肯定是幽门螺杆菌感染。

幽门螺旋杆菌感染跟我们的生活习惯有关系吗？

房静远：有关系。1983 年以前，大家都认为胃癌的发生是由于亚硝胺物质摄入过多。在一些腌制、熏腊食品中，含有大量的亚硝胺物质，包括咸菜等烟熏的、熏烤的，甚至煎炸的食物中都可能包含亚硝胺物质。

另外，要注意个人卫生，餐前便后要洗手。幽门螺杆菌的传播途径，无外乎就是粪-口、口-口途径，就是吃东西弄得不干净，从嘴巴里进去了，大便就污染了，然后这种感染幽门螺杆菌的排泄物（粪便）污染了某种食物，另外一个人吃进去了就感染了。口-口途径，即有的时候大家一起吃饭，没有公筷，有幽门螺杆菌的人用自己的筷子夹菜，通过唾液被带进那个菜里，另一个人又吃了那个菜。还有年纪大的老年人喂小朋友吃饭，喜欢口对着口，甚至年轻人的接吻，都有感染幽门螺杆菌的可能。因此，提倡用公筷，能解决一些幽门螺杆菌感染问题。

重视"胃龄"与实际年龄的差异

您曾谈到慢性萎缩性胃炎，我国慢性萎缩性胃炎的患病率有多高？

房静远：个人估计，我国人口中至少 10％ 的人患有萎缩性胃炎。这涉及另一个概念，也是我们团队首先在国际上提出的一个概念：胃龄。

胃龄，胃也有年龄？胃龄是怎么测出来的？

房静远：在我给患者做胃镜的临床中，我发现有的患者只有二十几岁，但胃看起来像六七十岁的人，这就是胃龄过大，即胃的生物学年龄跟实际年龄不能划等号。有的人天天幽门螺杆菌感染，再加上一天到晚吃外卖，吃那些刺激胃的食品，而且长期服用解热镇痛药，或者胆汁反流等损伤胃黏膜，那么胃就一定会衰老得快。我们团队首次提出了"胃龄"的概念。胃龄，即胃的生物学年龄，综合多种因素反映胃黏膜细胞的衰老状况。

怎么测出来呢？胃龄的大小依据端粒的长度可精确测定、计算，也可通过病理和危险因素进行估算。需要提醒大家的是：除了幽门螺杆菌感染以外，胃衰老是胃癌发生、进展的一个重要因素。

您指的衰老是胃的衰老吗？

房静远：对。胃的衰老跟年龄有关。随着年龄增加，人体的器官也会发生衰老，一般来说消化器官，比如胃肠道的衰老基本上从 45 岁左右开始。而胃衰老的特征变化是胃黏膜萎缩，所以如果不考虑别的因素，到了 45 岁建议做胃镜，认真地取活检，都会发现萎缩，到了 55 岁，都能发现肠上皮化生。因为随着年龄增大，胃酸分泌减少、萎缩和肠化生变化会增多。

如果测算出胃龄比实际年龄大，会有什么后果？

房静远：如果一个人的胃龄比他的实际年龄大很多，比如他实际上 40 岁，他的胃已经到了 60 岁了，差了 20 岁。那么他可能会有胃黏膜改变，有萎缩性胃炎，甚至出现肠上皮化生了，如果不寻找病因和治疗，就可能出现异型增生或上皮内瘤变，也就意味着，有可能会转化为胃癌。所以，胃龄与实际年龄差别较大者，建议要给予特别关注。

但是，当我们看到胃镜检查报告出现（1＋）的萎缩，不要紧张。如果一个六七十岁的人，检查报告出现（1＋）的肠化生，也不要紧张。如果出现（3＋）号肠化生，甚至有异型增生，那就要注意，要积极地治疗。不过，如果感染幽门螺杆菌，即便年轻人，也有可能出现萎缩性胃炎伴肠化，这个时候根除幽门螺杆菌，对于萎缩性胃炎伴肠化的治疗是有好处的。

常见的肠型胃癌是如何发生的

房静远：这得从慢性胃炎的分类说起。慢性胃炎是严格按照病因分类的，包括幽门螺杆菌感染的胃炎、自身免疫性胃炎，以及各种病毒引起的胃炎，当然还有喝酒引起的胃炎等，这其实比原来的浅表性胃炎、萎缩性胃炎分类更科学。我们在临床上，到现在还习惯告诉患者浅表性胃炎或者萎缩性胃炎。浅表性胃炎这种叫法应该被慢性非萎缩性胃炎所替代，因为那个不能叫浅表，而是因为胃壁的结构有四层，第一层（也是最里面的一层）叫黏膜层，包括三个亚层：上皮、固有腺体及黏膜肌层，如果固有腺体变薄，腺体少了或者数量减少才是萎缩，所以准确地说，这不叫浅表。

您的意思是说，如果叫浅表的话，是不是会掩盖很多实际上已经出现萎缩的胃炎？

房静远：浅表性胃炎过去也是从英文翻译过来的，实际上准确的叫法是非萎缩性胃炎。这就谈到胃癌跟它有啥关系了。胃癌从发生学上来看分为三种，一种叫家族遗传性胃癌。这种胃癌一旦发现，只能做全胃切除。家属遗传型胃癌占整个胃癌发病率不到5%，比例很低。

丹麦有一个病理学家叫Lauren，他把胃癌分型分成肠型和胃型。这也是胃癌的其他两种：肠型胃癌和胃型胃癌。我们常见的，更多是肠型胃癌。

肠型胃癌是怎么发生的呢？

房静远：一位美国人发现了肠型胃癌的发生模式，即从正常胃黏膜到一般的非萎缩性胃炎（即浅表性胃炎），再到萎缩性炎症，到萎缩伴有肠化生，再伴有异型增生（现在很多叫上皮内瘤变），最后到肠型胃癌，以流程图表示的话，也就是：正常胃黏膜→浅表性胃炎→萎缩性胃炎→肠化生→异型增生→胃癌。

从萎缩到肠化生，到异型增生，到胃癌，中间还有很长一段时间，所以坚持一定时间内定期随访胃镜非常有必要，也很重要。检查如果发现有可疑的地方，再进一步精查，如果是早癌，可以胃镜下切除，避免发展到中晚期胃癌。日韩等国早期胃癌发现率很高，主要得益于早筛，日韩发现的 100 个胃癌患者里，大概有八九十个都是早期胃癌，即限于黏膜层和黏膜下层的，这种胃癌是能根治的。尽管暂时我们还无法和日本、韩国相比，但是我国对于早期胃癌的检出率、发现率等都明显提高不少。

萎缩性胃炎一定会癌变吗

有人说萎缩性胃炎是胃癌的"近亲"，萎缩性胃炎有什么明显的症状吗？

房静远：萎缩性胃炎确实是胃癌最常见的癌前疾病，但绝不是说患了萎缩性胃炎都会得胃癌。需要注意的是，萎缩性胃炎患者大多没有临床症状，很多人是体检发现的。而且，即便出现一些消化不良的症状，比如腹胀、反酸、嗳气、胃痛等不适，其严重程度与内镜检查和病理状况也不一定相关。因此，不能根据症状是否明显来判断胃黏膜萎缩的程度。

哪些萎缩性胃炎患者的癌变风险更高？如何预防？

房静远：我们团队研究发现，垃圾食品、碳酸饮料、吸烟和幽门螺杆菌感染均可使胃黏膜病理情况加重。加强内镜随访是影响萎缩性胃炎转归（转归是指病情的转移和发展的意思。比如病情的恶化或好转，以及扩散或减轻）的重要手段，但是我国人群基数大，所以如果能预测萎缩性胃炎患者的转归，就可以初筛出可能癌变的高危人群，然后再针对高危人群进行密切内镜随访，这可能是更适合于我国的防癌措施。

内镜下切除癌前病变，是有效的预防胃癌的手段。与传统手术比较，内镜下治疗不仅疗效相当，而且创伤小，并发症少，费用相对低廉。因此，被推荐为高级别上皮内瘤变（包括重度异型增生和原位癌）的首选治疗方法。

其次是根除幽门螺杆菌。多篇文献显示，根除幽门螺杆菌对于轻度萎缩性胃炎将来的癌变具有较好的预防作用，对于癌前病变病理组织学的好转有利，还可明显减缓癌前病变的进展，并有可能减少胃癌发生的风险。而且一项 meta 分析显示，与欧美国家相比，我国等东亚国家根除幽门螺杆菌以预防胃癌，更符合卫生经济学标准。

其他化学预防方面，比如阿司匹林和环氧合酶-2抑制剂是潜在的化学预防药物，但其对胃肠道黏膜的急性损伤和心血管事件的不良作用限制了这类药物的使用。另有研究提示，大蒜素制剂和多种维生素应用具有远期预防效果。对于部分体内低叶酸水平者，适量补充叶酸可改善慢性萎缩性胃炎病理组织状态而减少胃癌的发生。值得一提的是，某些中药具有一定的预防癌变作用，但目前尚缺乏大样本多中心前瞻性的干预结果。

吃叶酸真的能预防胃癌吗？这是很多人都在谈的问题。

房静远：我们常说内科医生的三个"神药"，也就是说这些药能管很多事，以前三个老的"神药"是安定（地西泮）、盘尼西林（即青霉素）和阿司匹林，现在新的"神药"很多人认为是叶酸、二甲双胍、小檗碱（即黄连素）。就叶酸来说，它不光是治疗贫血，孕妇吃了能预防胎儿神经管发育不良，还能预防唐氏综合征，另外，对于高血压患者的脑卒中也有预防作用。叶酸预防癌症的发生，20世纪七八十年代就有人开始做这方面的工作了，但前提是患者不能有恶性肿瘤，如果已经是肿瘤患者了，就不适合吃叶酸。而且叶酸用的量要控制，每天平均吃1毫克就可以了，不可乱吃也不可多吃。

特别提示

胃癌筛查和预防推荐建议

高危对象：

凡有下述情况之一者，均系高危对象：

1. 60 岁以上；

2. 中重度萎缩性胃炎；

3. 慢性胃溃疡；

4. 胃息肉；

5. 胃黏膜巨大皱褶征；

6. 良性疾病术后残胃（术后 10 年）；

7. 胃癌术后残胃（术后 6～12 月）；

8. 幽门螺杆菌感染者；

9. 明确胃癌或食管癌家族史；

10. 恶性贫血患者；

11. 肠化生；

12. 有家族性腺瘤性息肉病（FAP）、遗传性非息肉病性结肠癌（HNPCC）家族史者。

筛查建议：

年龄＞40 岁，有腹痛、腹胀、反酸、烧心等上腹部不适症状，并有慢性胃炎、胃黏膜肠上皮化生、胃息肉、残胃、胃巨大皱褶征、慢性胃溃疡和胃上皮异型增生等病变，以及有肿瘤家族史的对象，应根据医师建议定期做胃镜检查。

预防建议：

1. 健康的饮食习惯和饮食结构，不暴饮暴食；

2. 根除幽门螺旋杆菌感染；

3. 减少食用生冷、辛辣、过热、过硬的食物及熏制、腌制等高盐食物；

4. 戒烟；

5. 少喝或不喝烈性酒；

6. 放松心情，合理减压。

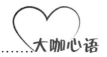

大咖心语

民众增强防癌意识，医患双方共同努力，是可以改善肝癌防治工作的。

大咖提示

——我国的肝癌患者85％与乙肝病毒感染有关；乙肝病毒携带者，要加强对自身疾病的监测。

——降低肝癌发生风险，办法之一是少喝酒或不喝酒，最好是滴酒不沾。

——5％的肝癌与丙肝病毒感染有关，尤其是感染后进展到肝硬化的患者。

——肝癌的高危对象包括慢性乙肝或丙肝患者、肝硬化者、嗜酒者、有肝癌家族史者等。

——肝癌的病因较为明确：乙肝可以预防，丙肝可以治愈，嗜酒应该戒除，脂肪性肝病可以通过生活方式的改善加以预防。

杨秉辉

杨秉辉：
如何避开肝癌风险

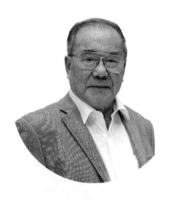

杨秉辉， 复旦大学上海医学院教授、博士生导师。曾任复旦大学附属中山医院院长、中华医学会全科医学分会主任委员、《中华医学杂志》副总编、《中华全科医师杂志》总编等职。因肝癌的研究曾获国家科技进步一等奖等奖项，在国内外发表学术论文 140 余篇，主编学术著作十余部。

复旦大学上海医学院内科学教授、博士生导师杨秉辉教授的办公室里，书架几乎占了一大半墙，剩下的一小半墙面，挂了几幅他的钢笔画，全是风景写生。仔细看的话，会发现画中有许多令人惊艳的细节处理。这些画，就像他撰写的科普文章，透露出作者深厚的专业积累和人文素养。

83 岁的杨秉辉教授可谓典型的退而不休，每天笔耕不辍，撰写了大量的医学科普文章。"我已经退休多年了，但是我觉得我还能做一点医学知识的普及工作，因为它关系到生命健康，民众很乐意知道这类知识。"杨教授说，"真正让我进入医学科普领域，其实是从肿瘤防治工作开始的。"如果再准确定位的话，是 1972 年，那一年杨秉辉参加了江苏启东的肝癌防治工作，主要从事用化验甲胎蛋白筛查肝癌的工作；我国第一篇在国际学术会议上报告用甲胎蛋白筛查早期肝癌患者的文章，其作者之一正是杨秉辉。

根据 2020 年全球最新癌症负担数据，2020 年中国肝癌新发病例为 41 万，在发病率前十的癌症中排名第五；2020 年中国死于肝癌的人数为 39 万，在癌症死亡榜上位居第二，仅次于肺癌。"肝癌的发病有一定地域性，东南亚、非洲撒哈拉大沙漠以南的地区为肝癌的高发区，我国也是肝癌高发区，全球每年发生的肝癌半数以上发生在中国。"杨秉辉说。

高度重视乙肝病毒携带者患肝癌的风险

有什么办法可以降低我国肝癌的发病率和死亡率吗？

杨秉辉：这些年我国肝癌的治疗取得了很大进步，但总体而言，预后仍差，肝癌的预防和早发现仍然是关键。降低肝癌发病率，要靠预防；降低肝癌死亡率，则要靠治疗效果的提高，而提高治疗效果，就要重视肝癌的早发现，早发现了才能早治疗。

降低发病风险，要从病因入手。从肝癌的致病因素看，公认的有：乙肝病毒、丙肝病毒感染，黄曲霉毒素摄入及长年饮用不洁水。此外，嗜酒、吸烟、脂肪性肝炎、糖尿病等亦可能有关。

具体来说，肝硬化是肝癌发病的主要因素。这当中，乙肝病毒感染导致的肝硬化是我国肝癌的主要病因。我国的肝癌患者85％与乙肝病毒感染、5％与丙肝病毒感染有关，尤其是感染后进展到肝硬化的患者。

不同肝炎患者罹患肝癌的风险是不一样的吧？

杨秉辉：是的，乙肝与丙肝风险最高，是明确的高危因素，尤其是乙肝。传染性肝炎中，常见的类型有甲、乙、丙、丁、戊肝五种。这五种肝炎之中，乙肝最麻烦。这么说有两个原因，一个是乙肝在我国发病率很高；另一个是一些乙肝、丙肝患者会演变成为慢性感染状态，这当中又有部分患者演变为肝硬化、肝癌。

我国曾经被称为乙肝大国，大规模接种乙肝疫苗后是不是已经有了很好的效果？怎么还会有乙肝患者呢？

杨秉辉：接种乙肝疫苗可以有效地预防乙肝病毒感染。自20世纪90年代初开始，我国就已经将接种乙肝疫苗列为国家法定的计划免疫项目。给新生儿免费接种以来，我国人群中乙肝病毒的感染率明显下降，但是由于我国人口众多，而20世纪90年代以前出生的人群，基本上都没有接种过乙肝疫苗，所以估计全国现有慢性乙肝病毒感染者约 8 600 万人，其中近 1/3 为慢性活动性肝炎患者，另外 2/3 人基本上无症状，而且肝功能检查正常，通常被称为"乙肝病毒携带者"。

无症状，肝功能正常的"乙肝病毒携带者"是不是无需进一步治疗了？

杨秉辉：肝功能正常的慢性乙肝病毒感染者，大多数是处于免疫耐受期的慢性乙肝患者。免疫耐受期有时可以长达数十年，患者可以没有任何症状，肝功能检查也都正常，所以我们习惯于称其为"乙肝病毒携带者"，这一称谓有利于缓解这类患者紧张的心理，但同时也会让患者放松警惕，认为自己不是"患者"，容易引起患者对自身疾病的疏忽。

从治疗来说，过去医学界往往认为乙肝病毒携带者无需治疗，以为这些病例没有什么具体症状，肝功能也正常，也就没有保肝治疗的必要。主要是因为在过去相当长的时期里，没有专门针对乙肝病毒治疗的药物，临床上应用的只是一些"保肝药"。后来核苷酸类抗病毒药物问世，这一治疗理念仍然得以延续。当然，这也是由于初期的抗病毒药物容易产生耐药性和引发病毒变异等问题，所以世界各国都对启用此类药物设置了门槛，也就是，将肝功能正常的病例排除在外，所以"乙肝病毒携带者"就没有机会接受此类药物治疗了。

然而，随着研究的深入，医学界越来越意识到这种理念需要调整。这基于以下几个理由。其一，研究发现，乙肝病毒慢性感染者以丙氨酸氨基转移酶（也称谷丙转氨酶，ALT）为代表的肝功能正常，并不等于肝脏没有病变，相反，有相当高比例的患者，他们的病情仍在继续进展。其二，随着抗乙肝病毒药物的进展，如今已经有了可有效抑制乙肝病毒、阻止病情的发展、肯定能改善患者预后的抗病毒药物可用了。

乙肝病毒携带者应该怎样做呢？

杨秉辉：肝功能正常，即 ALT 正常的慢性乙肝病毒感染者，也就是我们通常所说的乙肝病毒携带者，要加强对自身疾病的监测。

在肝功能检验项目中，ALT 是一个反映肝脏功能损伤情况很敏感的指标；对乙肝病毒感染者来说，ALT 升高意味着炎症活跃，应该进行药物治疗。

所以，虽然说 ALT 的正常值为＜40 U/L，但如果数值偏高，如男性＞30 U/L、女性＞19 U/L，那最好要考虑抗病毒药物治疗了。此类人员如果体内病毒载量甚高如乙肝病毒 HBV-DNA＞2 000 copies/ml 者，或 e 抗原（HBeAg）长期呈阳性状态的患者，或有肝硬化、肝癌等家族史者等，便应积极征求专科医师的意见，看看是否采用抗病毒药物治疗，以最大限度地争取良好的预后。

治疗丙肝、预防丙肝

您提到丙肝病毒感染也是肝癌的致病因素，丙肝如何发现和预防呢？

杨秉辉：据估计全球每年约 35 万人死于丙肝引发的肝硬化、肝癌。

这只是估计数，因为像我国这样的人口大国没有做过关于丙肝的详细调查。

和乙肝不同，丙肝是可以治愈的。换句话说，丙肝病毒感染的高风险人群应该做相关检查，如已感染应做治疗，因为治愈了丙肝，也就意味着杜绝了肝硬化和肝癌。数据显示，和丙肝相关的肝硬化者肝癌的年发病率为 $2\%\sim4\%$。

丙肝与乙肝一样，都是经血液传染的疾病。其症状与其他肝炎类似，如疲乏无力、食欲不振等，也可能会有黄疸，不过丙肝病毒也被称为"无声杀手"，被感染后特别是进入慢性感染状态者多无症状，常不会主动就医检查，所以尽管目前有药可治愈，但仍然需要预防，尤其是在切断病毒传播途径上下工夫。比如，尽量避免在输血及应用血液制品时被感染，拒绝文身、穿孔、毒瘾及不安全的性行为等。

此外，育龄妇女如计划受孕的话，建议应做有关检查。如果携带丙肝病毒的话，就先做抗病毒治疗，治愈后再考虑生育问题。

最好"滴酒不沾"

酒精性肝硬化也会演变成肝癌吗？饮酒与肝癌到底有什么关系？

杨秉辉：酒精性肝硬化者发展为肝癌的年发病率为 $1\%\sim2\%$。

2015 年《中华肝脏病杂志》曾刊发过一篇关于喝酒与肝癌关系的报告，其中有不少数据。比如，我国嗜酒者约占总人口的 4.5%，大概有

6 200 万人。大量饮酒的人，其肝癌风险是不饮酒者的 2.07 倍，而且即便是少量饮酒的人，其肝癌发生的风险也比不喝酒的人高。从喝酒的量上看，每天喝酒折合酒精量 25 克、50 克、100 克的人群，其发生肝癌的风险分别是不饮酒者的 1.19、1.40、1.81 倍。此外，对乙肝、丙肝病毒感染者来说，如果每天的酒精量摄入超过 80 克，其肝癌发生的风险增加 53.9 倍。而糖尿病患者每年如果有同等酒量摄入，其肝癌发生的风险则增加 9.9 倍。这份报告中指出，戒酒可以使肝癌发生的风险每年降低 6%～7%，但大约需要 23 年的时间，其风险才能达到从不饮酒者的水平。

喝酒与肝癌的关系，这组数据说得很清楚，喝得越多，肝癌发生的风险越高，即使喝少量的酒，肝癌发生的风险也会增高。

值得注意的是，如果乙肝、丙肝病毒感染者或糖尿病患者大量饮酒的话，肝癌发生的风险会增加数十倍，非常危险，然而糟糕的是，就像前面我提到，丙肝病毒感染往往无症状，患者常常不知道自己染上丙肝病毒，而且乙肝病毒感染也有较长的"免疫耐受期"，患者在此期间没什么症状，肝功能检查也较正常，这意味着许多人在不知道自己是患者的情况下，喝下大量的酒，结果不知不觉一步步陷入肝癌的陷阱之中。

酒如何一步步伤害我们的肝脏导致酒精性肝硬化甚至肝癌？

杨秉辉：酒，准确地说是指酒精，酒精的化学名为乙醇。乙醇进入肠胃后被吸收进入肝脏，然后经过乙醇脱氢酶的作用转化为乙醛，再由乙醛脱氢酶作用转化为二氧化碳和水，并排出体外。在这个过程中，如果酒摄入过多的话，那么这两个酶会应接不暇，导致乙醇在体内堆积，于是就会发生急性酒精中毒，也就是我们常说的"酒醉"。等到肝脏中的这些酶慢慢清理后，那些酒醉的人才会逐步解毒，从而清醒过来。当然，也有中毒过深的，这些酶实在来不及清理，结果危及生命。

另一方面，如果乙醛脱氢酶不足，即乙醇转变为乙醛后不能充分转化成二氧化碳和水排出体外，那么乙醛便会留存并堆积在身体内。乙醛属于"细胞毒"类物质，能进入细胞，损害细胞内的 DNA（脱氧核糖核酸），这当中首先被侵犯的就是肝细胞，这也是我们熟悉的"喝酒伤肝"的原因，也是长期大量饮酒会引起肝硬化的原因。

酒精在肝脏中转化成的乙醛损伤了 DNA，带来的一个严重问题就是致癌。人体细胞不断地进行着新陈代谢，新细胞之所以能维持着老细胞的形态和功能，依靠的便是细胞内的遗传物质 DNA。DNA 受到损伤的话，那么新生的细胞便不能维持其正常的形态和功能，于是细胞就会产生"变异"，一旦人体的免疫功能低下，这些变异细胞就可能会进一步发生癌变，演变成癌症。

酒在酿造过程中除产生乙醇外，还会产生多环芳烃类的致癌物质，酒精进入人体后也会增强多环芳烃活化酶、苯并芘羟化酶的活性，使进入体内的致癌物质"活化"，增强其致癌作用。而且，酒精里的乙醇对许多致癌物质来说，是一种很好的溶剂，帮助一些致癌物质溶解后更容易被人体吸收。

所以，流行病学研究表明：过量饮酒与口腔癌、喉癌、食管癌、肝癌、胰腺癌、膀胱癌、肾癌等的发病皆有关系。

回到肝癌来说，降低肝癌发生风险，办法之一是少喝酒或不喝酒，最好是滴酒不沾。

怎样才能早期发现肝癌

肝癌的高危人群是不是非常明确？怎样才能早期发现肝癌？

杨秉辉： 肝癌的高危对象包括慢性乙肝或丙肝患者、肝硬化者、嗜酒者、有肝癌家族史者等。

那么，对这些高危对象来说，怎样能早期发现肝癌呢？这个问题与如何能早期发现肺癌、如何能早期发现胃癌等，属于同一个问题，也就是如何能早期发现癌症。现在技术、仪器以及诊断手段的进步，已经能发现很早期的肿瘤，但是问题在于，没有症状或任何不适，患者是不会到医院进行检查的，再高明的检查手段也是英雄无用武之地，而等到患者感觉身体不适，再到医院检查，一般这个时候发现的往往就不是早期肿瘤了。

这个问题一直困扰医学界多年，直到 20 世纪的中后期才逐步明确：应该到没有症状的人群中去进行检查，发现那些事实上已经患有肿瘤的患者。像筛子一样筛出那些有问题的人来，故称"筛查"。对筛查出来有问题的人员应进一步进行诊断；一时无法明确诊断的很早期的肿瘤患者，应进行"监测"；明确诊断的早期肿瘤患者即应考虑积极的治疗。

筛查或监测涉及的问题有三点。一是需要有比较简便易行而且准确可靠的检查方法，随着科学技术的进步，这个问题正在逐步得到解决。二是需要有相当的财力投入，如在我国随着经济实力的发展，再加之政府关注民生，这一问题也在逐步解决。三是民众对此项工作需有一定的理解，随着民众文化水平的提高和科学知识的普及，在我国这一问题也已经基本解决。

虽然有钱、有人、有办法，但是癌有千百种，人有几十亿，总不能男女老幼今天查这癌、明天查那癌。所以只能选那些常见的、严重威胁健康的且有了可行的检查方法的癌症来检查。同样，也只能选那些发生某种癌概率高的人，即选择那些发生某种癌的"高危对象"进行筛查。

从这些理由看，肝癌比较合适做筛查吧？

杨秉辉：是的。肝癌是我国的高发癌症，而且后果严重。从 20 世纪 70 年代初开始，我们通过检测甲胎蛋白（AFP）联合超声波检查的方式来筛查肝癌，取得了良好的效果，这一方法至今仍有在使用。当时，我国学者通过大量的实践确定高危人群是：乙肝或丙肝病毒感染者，年龄在 35 岁（肝癌高发地区）、40 岁以上（非肝癌高发地区），这类人群为肝癌的高危对象，应该每半年做一次监测检查。

2019 年我国《原发性肝癌诊疗规范》中，将肝癌的高危对象更新为：慢性病毒性肝炎、酒精性和非酒精性脂肪性肝炎和各种原因的肝硬化，强调各种原因引起的肝硬化是肝癌的高危对象。

在各种癌症当中，相对而言，肝癌的病因较为明确：乙肝可以预防、丙肝可以治愈、嗜酒应该戒除、脂肪性肝病可以通过生活方式的改善加以预防；早期诊断的方法也较为成熟；早期治疗的效果比较好。民众增强防癌意识，医患双方共同努力，是可以改善肝癌防治工作的。

其实，癌症是一种基因与环境相互作用形成的疾病，对每个人来说，加强防癌意识，践行健康的生活方式，可以帮助我们远离癌症。

特别提示

肝癌筛查和预防推荐建议

高危对象：

男性 35 岁以上、女性 45 岁以上并具以下情况者：

1. 慢性乙肝病毒（HBV）感染或慢性丙肝病毒（HCV）感染者；

2. 有肝癌家族史者；

3. 血吸虫病及酒精性、原发性胆汁性肝硬化等任何原因引起的肝硬化患者；

4. 药物性肝损伤患者；

5. 遗传性代谢病患者，包括血色病、$\alpha-1$ 抗胰蛋白酶缺乏症、糖原贮积病、迟发性皮肤卟啉症、酪氨酸血症等；

6. 自身免疫性肝炎患者；

7. 非酒精性脂肪肝（NAFLD）患者。

筛查建议：

1. 男性 35 岁以上、女性 45 岁以上的肝癌高危人群应进行筛查；

2. 联合应用血清甲胎蛋白（AFP）和肝脏 B 超检查，每 6 个月筛查一次。

预防建议：

1. 接种乙肝疫苗；

2. 慢性肝炎患者尽早接受抗病毒治疗以控制肝炎病毒的复制；

3. 戒酒或减少饮酒；

4. 清淡饮食，减少油腻食物摄入；

5. 避免发霉食物的摄入。

大咖心语

　　每年至少进行一次内脏超声检查，有利于尽早发现肾脏以及其他脏器的肿瘤，既经济方便，又没痛苦。

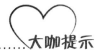

大咖提示

　　——前列腺癌、膀胱癌、肾癌之中，膀胱癌发病率第一，它是泌尿系统最常见的恶性肿瘤，其次是前列腺癌。

　　——膀胱癌的发病风险随着年龄增长而逐渐增加，高发年龄段集中在 50～70 岁，男性发病率高于女性，是女性的3～4 倍。

　　——肾癌发病率比前列腺癌和膀胱癌低，但更凶险，肾癌的死亡率是泌尿系三种常见肿瘤中最高的。

　　——20% 的肾癌和烟草有关，因此戒烟是目前唯一有效降低相关肾癌的发生率和病死率的方法，也同样可降低肺癌、喉癌和膀胱癌等的发病率。

　　——老年人早上起床解小便时不要急着冲掉，多看一眼，如果发现尿液像洗过新鲜猪肉的水，就要提醒自己去医院检查一下。

叶定伟

叶定伟：
正确认识"泌尿三癌"

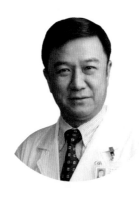

叶定伟，1963年生，主任医师、教授、博士生导师，国家卫健委有突出贡献中青年专家，全国卫生计生系统先进工作者，上海市领军人才，上海市优秀学科带头人，上海工匠，享受国务院特殊津贴。现任复旦大学附属肿瘤医院党委副书记，上海市泌尿肿瘤研究所所长，复旦大学前列腺肿瘤研究所所长，兼任中国抗癌协会泌尿男生殖系肿瘤专委会主任委员、中国临床肿瘤学会前列腺癌专委会主任委员、亚太前列腺协会候任主席、上海市抗癌协会泌尿肿瘤专委会主任委员等。主持国家级、省部级科研基金课题50余项，发表论文622篇（SCI论文360篇），主编、主译专著9部，获发明专利25项。曾获吴阶平泌尿外科医学奖、上海市科技进步奖一等奖等。

了解"泌尿三癌"，先要知道泌尿系统。何为泌尿系统？顾名思义，"泌尿"和我们人体重要的排泄物——尿有关。所以，泌尿系统与其说是由一对肾脏、两条输尿管、一个膀胱及一条尿道组成，不如说，这是一个围绕尿的生产、存储、运输和排放系统，即一个造尿、输尿、贮尿、排尿器官的总称。具体来说，由肾产生的尿液，经输尿管流入膀胱暂时贮存，当尿液达到一定数量后，再经尿道排出体外。作为男性生殖系统的附属腺，前列腺位于膀胱与尿生殖膈之间，包绕尿道根部，其形状和大小均似稍扁的栗子。泌尿系统肿瘤中，临床上常见的恶性肿瘤常常被称为"泌尿三癌"，即膀胱癌、肾癌和前列腺癌。

　　复旦大学附属肿瘤医院泌尿外科主任，泌尿男生殖系统肿瘤多学科协作诊治中心首席专家叶定伟教授，多年从事前列腺癌、膀胱癌和肾癌的早期诊断、发病机制和综合治疗的临床和基础研究，硕果累累。

　　以前列腺癌为例，叶定伟教授带领他的团队在全国率先推广前列腺癌社区筛查模式，探索并推广中国泌尿肿瘤多学科会诊模式，推出了前列腺癌诊治的"复旦方案"。"我们医院的前列腺癌患者 5 年生存率高达82.6％，处于国内领先水平，而且我们在保证患者长期生存的同时，也提升患者的尿控功能和性功能的恢复。"叶定伟教授说。

前列腺癌为何会出现误诊或漏诊

　　有人说，和其他癌症相比，前列腺癌患治疗和预后都不错，所以不用强调筛查和预防？您怎么看？

　　叶定伟：这种说法是因为不了解情况。从近年情况看，我国前列腺癌发病率不断攀升，目前我国前列腺癌新发病例占据全球 8％，这一数字还在增长。而且，我国前列腺癌死亡率也不断攀升。在美国等西方发达国家，前列腺癌的 5 年生存率接近 100％，可是我国前列腺患者的 5 年生存率不到 70％。

我国前列腺患者生存率偏低的原因，首先是发现得太迟，用业内的话说，是初诊早期患者的比例较低，大约 70％ 的前列腺癌患者第一次来看病时就已经是中晚期了，而我们知道，早发现早治疗，治疗效果必然就好，晚期患者居多的话，意味着获得良好生存期的概率就低。其次，我国前列腺癌基因组学研究不足，这导致目前我们还缺乏精准治疗策略，当然这个属于医学专业领域的话题了。

我想强调的是，美国等西方国家前列腺癌患者的 5 年生存率高，主要得益于他们筛查的普及率很高，绝大部分患者在没有表现出任何症状的时候就发现了前列腺癌，所以医生可以在癌症早期对此进行干预。

前列腺癌早期患者有哪些明确的症状吗？怎么确定自己是否需要参加筛查？

叶定伟：前列腺癌早期没有什么症状，某些症状和良性的前列腺增生症状相似，比如前列腺的肿瘤局部进行性增大后会压迫包绕的前列腺尿道，出现诸如尿流变细等排尿困难，以及尿频、尿急、尿痛、尿意不尽等，这些相似的症状容易导致前列腺癌出现误诊或漏诊。

早期没有任何预兆或症状，所以筛查就很重要。我们医院（复旦大学附属肿瘤医院）2020 年设立了国内首个"前列腺癌筛查门诊"，就是希望将前列腺癌早期筛查的关口前移，让更多人做到早预防、早治疗。

至于前列腺癌的高危人群有哪些？2021 年我们推出了《前列腺癌筛查专家共识》的新版本，其中明确界定了三类前列腺癌高危人群：一是年龄超过 50 岁的男性；二是有前列腺癌家族史的 45 岁以上男性；三是 40 岁时的基线 PSA 血象指标超过 1 $\mu g/ml$ 的男性。PSA 即前列腺特异抗原，是前列腺癌筛查应用最广的标记物，可以通过抽血检测该指标，简单易操作。

您提到前列腺增生的某些症状和前列腺癌相似，请问前列腺增生会发展成前列腺癌吗？

叶定伟：首先，一般情况下，前列腺增生不会转变成前列腺癌，目前并没有证据显示良性前列腺增生向前列腺癌发生转移。

其次，尽管都发生在前列腺，但它们是两种不同性质的疾病。打个比喻，如果我们把前列腺当作一个鸡蛋的话，那么蛋壳是前列腺的包膜，蛋白是前列腺外周带，蛋黄则是前列腺移行带；前列腺癌主要发生在蛋白部分，即前列腺外周带，而前列腺增生多发生于前列腺中央区域的移行带，也就是蛋黄部分。

此外，前列腺增生和前列腺癌是可以同时并存的，有时候我们也会在前列腺增生手术后的标本中发现前列腺癌，因为大约 10% 的前列腺癌也会发生在前列腺移行带。所以，如果老年男性出现排尿异常的情况，不要自行诊断为前列腺增生，要到正规医院检查，以免漏诊或误诊。

发病率最高的膀胱癌是如何发生的

前列腺癌、膀胱癌、肾癌之中，哪种癌症发病率最高？它是如何发生的？

叶定伟：这三种恶性肿瘤中，膀胱癌发病率第一，它是泌尿系统最常见的恶性肿瘤，其次是前列腺癌。膀胱是人体储尿器官，当其中的尿液量累积到一定程度时，就会形成条件反射，实现排尿。但是，假如尿液中所含毒素过多，长时间储存在膀胱内，就会对组织黏膜造成刺激，进而生成肿瘤。这就是膀胱癌出现的生理机制。

膀胱癌有什么先兆信号吗？如何做到早期发现？

叶定伟：最常见的先兆表现是血尿，即无痛性肉眼血尿，如果尿液里呈现淡粉红或淡红色，即便自行缓解了，也要当心，建议到医院进一步检查。通俗地说，老年人早上起床解小便时不要急着冲掉，多看一眼，如果发现尿液像洗过新鲜猪肉的水，就要提醒自己去医院检查一下。血尿出现的情况多为间歇性，不连续，容易被忽视，总以为偶尔一次血尿没关系。我在临床中就见过发现血尿几年也没有引起重视的患者，结果耽误了病情。

除无痛血尿外，有些患者还可能因为肿瘤所生的位置特殊，出现小便次数增多、排尿有梗阻感等类似前列腺增生的症状。尿频和尿急等症状也可能是信号，但这也不是说出现尿频或尿急等情况就一定是膀胱癌，老年人因为膀胱过度活动，也会出现这类尿路刺激征。

膀胱癌发生的高危因素有哪些？

叶定伟：目前我们能确认的首要致癌因素是吸烟。数据显示，和不吸烟人群相比，吸烟者罹患膀胱癌的风险增加了四倍，且临床也发现，有 25％～65％的膀胱癌患者吸烟。

空气污染也被认为是导致膀胱癌的原因之一。有研究发现，烟草中可致膀胱癌的有害物质在雾霾中也存在，由于工作环境中存在较多的苯、氨、萘等致癌物，从事印染、石化、皮革制造等行业的人，也相对容易患上膀胱癌。

此外，反复发作的尿路感染，长期留置导尿管、膀胱结石，以及长期接受盆腔放射治疗，经常染发等，都可能导致膀胱癌。

从人群来看，通常而言，膀胱癌的发病风险随着年龄增长而逐渐增加，高发年龄段集中在 50～70 岁，男性发病率高于女性，是女性的 3～4 倍。

那我们要如何预防膀胱癌？

叶定伟：预防膀胱癌，就要从致病因素入手，吸烟者尽可能戒烟；尽可能实现公共场所的全面禁烟，减轻二手烟伤害；雾霾治理则需要全社会的协同努力。从事膀胱癌高危行业的人，要尽可能做好防护，减少有害物质的吸入量。

另外要提醒的是，虽然膀胱癌与憋尿没有直接关系，但在确诊患癌后，要多喝水，少憋尿，降低尿液毒素浓度及尿液在膀胱的存留时间，这有助于术后康复，预防膀胱癌复发。

肾癌为何有肾脏"沉默杀手"之称

泌尿系统癌症中，肾癌有肾脏"沉默杀手"之称，公众对它较为陌生，肾癌发病率和死亡率情况如何？

叶定伟：从发病率来看，肾癌发病率比前列腺癌和膀胱癌低，但更凶险，肾癌的死亡率是泌尿系三种常见肿瘤中最高的。而且，我国肾癌发病率有逐年上升的趋势。2018 年的癌症统计数据显示，我国肾癌发病人数年增长率超过 7％，而这一数值在 10 年前仅 3％。同时，从发病情况看，城市地区的肾癌发病率高于农村地区。

导致肾癌产生的因素是什么？

叶定伟：就像其他恶性肿瘤一样，肾癌具体的致病因素并不非常明确，可能与很多因素有关。其中一个是遗传因素，也就是说，有特定的能够导致肾癌的基因存在突变，而且这些突变可以代代相传。遗传性肾癌也被认为是家族性肾癌，因为它们在家族中传播。但事实上仅有 3％～4％的肾癌是家族性的，余下的肾癌被认为是散发的。散发是指那些没有肾癌家族史的患者，他们的癌症以一种不可预知的方式发生和生长。

环境因素方面，研究发现，男性吸烟者如果经常接触镉工业环境，发生肾癌的概率高于普通人群。此外，某些工业物质、黄曲霉毒素、激素、放射线、造影剂等可能会导致肾癌发生，同时肥胖也会提高肾癌风险。

有办法预防肾癌吗？

叶定伟：研究显示，20％的肾癌和烟草有关，因此戒烟是目前唯一有效降低相关肾癌的发生率和病死率的方法，也同样降低肺癌、喉癌和膀胱癌等恶性肿瘤发病率。控制体重也能降低风险，因为30％的肾癌和肥胖有关。

高脂和高蛋白饮食增加了肾癌的风险，而大量摄入水果和蔬菜则可以降低这一风险，所以从饮食方面可以进行预防，降低致癌风险。

虽然总体人群的肾癌发病率可以通过健康的生活方式来降低，但是绝大多数散发性肾癌，也就是没有家族史的肾癌患者，是必然要发生的，这也是人口老龄化的必然结果。随着人们年纪增大，在不断变老的进程中，人体内因细胞分裂而产生的基因突变也年复一年地累积，癌症（包括肾癌）风险也就随之上升。

肾癌的常见症状有哪些？如何及早发现肾癌，并尽早治疗呢？

叶定伟：我们常说经典肾癌的"三联征"，即血尿、腹痛、腹块，但是只有6％～7％的肾癌患者会出现这些症状。其他症状诸如体重减轻、发热、盗汗、胃纳减退（食欲降低、进食减少）、乏力、下肢浮肿等，都属于癌症的常见症状。而这些症状出现的时候，往往意味着肾癌已经不是早期了。

如何早期发现自己身上的恶性肿瘤，这也是大家常问的问题。一般来说，我们可以通过特定的筛查方式早期发现、早期诊断，肾癌也是如此。目前肾癌筛查最主要的方式是超声检查。因为超声检查具有无创性、价格低、准确性高等优点，也可发现直径 1 cm 的小肿瘤。所以我建议每年至少进行一次内脏超声检查，有利于尽早地发现肾脏以及其他脏器的肿瘤，既经济方便，又没痛苦。

"泌尿三癌"是否具备遗传性和传染性

您提到 3%～4% 的肾癌是遗传性的，请问家族性遗传肾癌有什么特点？

叶定伟：肾癌在家族中流行，从父母遗传给子女，所以这类肾癌被称为家族性肾癌。调查发现，某些肾癌有家族患病的倾向，如兄弟二人都患上肾癌，或一个家族中有 3～5 人先后患上肾癌。某些遗传性疾病如结节性硬化症、多发性神经纤维瘤等可合并肾细胞癌；有视网膜血管瘤家族性肾癌，可为多病灶癌或囊肿内癌，*VHL* 基因突变也是肾癌发病的原因之一。

家族性肾癌的发生是由于这些家族中的一个特定基因突变所导致的，而这个突变会一代代地遗传下去。因为患者体内每个细胞都带有这个突变，所以通常在每个肾脏中都可能出现多个肿瘤，而且在一些家族中，肿瘤也可在其他器官中生长，如大脑、眼睛、肾上腺和胰腺等。

另一个特征是发病年龄早，家族性肾癌发病年龄往往在 20～40 岁，而散发性肾癌一般发生在 50 岁以上的人群中。所以，在年轻的肾癌患者中，大多怀疑有家族遗传性，有时还能发现确切的肾癌家族史。也正是由于家族性肾癌有自己独特的基因突变和表现形式，因此可以利用基因检测技术提前进行检测和诊断。

前列腺癌会传染吗？患者中有多大比例属于遗传性？

叶定伟：在日常生活中，前列腺癌不具备传染性，不过前列腺癌患者一般不建议献血。从遗传性来看，美国的数据显示，有 75％的前列腺癌属于散发性肿瘤，不属于遗传性，剩下的 25％前列腺癌中，有 19％属于遗传性前列腺癌，81％则是家族性前列腺癌。

具体来说，遗传性前列腺癌是指特定的致病基因由父亲遗传给儿子，或者由外祖父遗传给母亲，再由母亲遗传给儿子。例如，常染色体显性基因，近一半的拥有这种显性致病基因的男性后代将会患前列腺癌，其中很多人会在 55 岁之前发病。在 55 岁以前被诊断为前列腺癌的患者中，约 43％是遗传性肿瘤。

前列腺癌发病年龄越早、父辈前列腺癌人数越多，其兄弟患前列腺癌的风险也越大。遗传性或家族性前列腺癌的患者更应该每年复查 PSA，做直肠指检。由于遗传性前列腺癌发病年龄较低，所以这些检查最好从 40 岁开始做起。

膀胱癌的遗传因素明显吗？是不是也不具备传染性？

叶定伟：大多数膀胱癌患者没有明确的膀胱癌家族史。目前没有证据表明膀胱癌可以从父母遗传到子女，有的家庭几个人同时患上了膀胱癌，只不过是因为他们暴露于相似的危险因素中，另一种可能是不同的家庭成员有不同的危险因素，比如吸烟或环境因素等。

膀胱癌不是传染病，不会传染给家人或朋友。但正如前面我提到，膀胱癌患者的家庭成员容易接触相似的危险因素，如吸烟、环境化学等有害物质等。因此，他们罹患膀胱癌的风险可能比其他人高。

对泌尿系统肿瘤来说，每年的常规体检是否必要？

叶定伟：很有必要。常规体检一般都包括胸部超声波检查，腹部B超检查以及抽血化验等。以肾癌为例，B超检查是可以发现肾脏肿瘤的，随着检测仪器越来越先进，很多小肿瘤也能被发现。研究显示，体检中发现的肾癌，有70%属于早期肾癌，可以通过手术的方式得以根治，预后效果非常好。从这个意义上来说，每年参加常规体检很重要，也很有必要。

特别提示1

前列腺癌筛查和预防推荐建议

高危对象：

1. 年龄＞50岁的男性；

2. 年龄＞45岁且具有前列腺癌家族史的男性；

3. 年龄＞40岁且基线PSA＞1 μg/L的男性。

具有以上前列腺癌高危因素的男性，需提高警惕，必要时进行有针对性的检查，对异常结果进行合理随访。

筛查建议：

1. 建议对身体状况良好，且预期寿命在 10 年以上的男性开展基于 PSA 检测的前列腺癌筛查，且在筛查前应详细说明前列腺癌筛查的风险和获益；

2. 血清 PSA 检测每 2 年进行 1 次，根据患者的年龄和身体状况决定 PSA 检测的终止时间；

3. 对于前列腺癌高危人群应尽早开展基于血清 PSA 检测的筛查；

4. 不建议针对 40 岁以下男性进行人群筛查。

预防建议：

1. 避免吸烟、饮酒等不良生活习惯；

2. 减少高动物脂肪食物摄入，因为这些食物中含有较多的饱和脂肪酸；

3. 增加蔬菜水果摄入；

4. 避免过于辛辣的食物，因为这些食物会造成前列腺的过度充血；

5. 日常生活中多饮水，勤解尿，避免憋尿、久坐不动；

6. 建议适度体育运动。

特别提示2

膀胱癌筛查和预防推荐建议

高危对象：

1. 长期吸烟者；

2. 有膀胱癌家族史；

3. 有油漆、染料、金属或石油产品等职业接触史；

4. 接受过盆腔部位放射治疗；

5. 曾使用过环磷酰胺或异环磷酰胺等抗癌药物；

6. 曾服用含马兜铃酸的中草药，如广防己、青木香、天仙藤、马兜铃、寻骨风、朱砂莲等；

7. 饮水中砷含量高；

8. 饮用经氯处理过的水；

9. 反复急慢性膀胱感染史，包括血吸虫引起的膀胱感染；

10. 长期使用导尿管者。

筛查建议：

一般风险人群：60 岁开始，尿常规，每年一次。

高危人群：50 岁开始，尿常规血尿检测联合尿液肿瘤标志物检测如 NMP22，每年一次。

预防建议：

1. 减少环境和职业暴露；

2. 增加饮水量，注意饮水质量；

3. 戒烟；

4. 避免长期使用药物带来的药物毒性；

5. 养成良好的生活饮食习惯，提高免疫力。

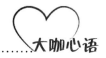

大咖心语

世界卫生组织立下宏愿：2030 年全球消除宫颈癌。

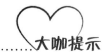

大咖提示

——宫颈癌是病因明确的恶性肿瘤。

——我国提出在 2025 年底前，在试点地区的常住人口中，90％的女孩在 15 岁之前要完成 HPV 疫苗接种。

——对于 45 周岁以下成年女性，选择可以获取的任意一种 HPV 疫苗及时接种，对于宫颈的保护效果都是不错的，年龄越小，越早获得保护，所以早打疫苗早预防。

——从宫颈癌预防来说，防病筛查与接种疫苗缺一不可。

——我国每年新发宫颈癌患者 10 万人，占了全球宫颈癌患者的 1/5，防治任务很繁重。

华克勤

华克勤：
构筑宫颈癌防治的三道防线

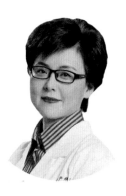

华克勤，1962 年生，二级教授、主任医师，享受国务院特殊津贴。现任复旦大学附属妇产科医院党委书记，兼任中华医学会妇产科学分会常委、中国医师协会内镜医师分会副会长、上海市医学会妇科肿瘤专科分会候任主委、上海市医学会妇产科专科分会前任主委、上海市妇科临床质控中心主任等。擅长妇科肿瘤、生殖道畸形、子宫内膜异位症等诊疗研究。主持科技部国家重点研发计划、国家自然科学基金等近 30 项课题，获国家发明专利 5 项、实用新型专利 5 项。发表论文 300 余篇，其中 SCI 收录论文 180 余篇。主编专著《实用妇产科学》等。先后获得全国优秀科技工作者、上海市领军人才、国家科学技术进步二等奖、上海医学科技进步一等奖等。

倒计时开始了。

消除癌症曾经是人类"永恒"的梦想。永恒的梦想，意味着难以实现或不可能实现。但如今我们有了底气，作为迄今唯一可能被消除的恶性肿瘤，宫颈癌被给予厚望——世界卫生组织立下宏愿：2030 年全球消除宫颈癌。

2020 年 11 月 17 日，世界卫生组织发布《加速消除宫颈癌全球战略》，全球 194 个国家首次承诺消除宫颈癌。该战略设定了 2030 年前要实现的三个具体目标：一是 90％的女孩在 15 岁之前完成 HPV（人乳头瘤病毒）疫苗接种；二是 70％的妇女在 35 岁和 45 岁之前接受高效检测方法筛查；三是 90％确诊宫颈疾病的女性得到治疗，即宫颈癌前病变和宫颈癌治疗可及性达到 90％。

我国也针对世界卫生组织的全球战略出台了相关措施。2021 年 3 月，全国爱卫办、健康中国办公室发布"健康城市"计划，宫颈癌防治被纳入考核指标。"健康中国"行动具体目标也有三个：一是至 2025 年底，在试点地区，常住人口实现 15 岁前适龄女孩 HPV 疫苗人群接种覆盖率＞90％；二是在 35 岁和 45 岁接受高精度宫颈癌筛查的比例＞70％；三是宫颈癌及癌前病变患者规范治疗率＞90％。

截至 2021 年 12 月，在我国推出的 15 个健康中国行动创新模式试点城市中，有 6 个城市已启动或宣布启动 HPV 疫苗免费接种项目。

加速免费接种 HPV 疫苗已在路上，但对公众来说，还有许多待解之谜：感染了 HPV 一定会得宫颈癌吗？宫颈癌的高危人群有哪些？预防宫颈癌，只打疫苗就可以吗……复旦大学附属妇产科医院妇科主任医师、上海市妇科临床质量控制中心主任华克勤教授对这些问题进行了详细的解答。

第一道防线：疫苗

我国的宫颈癌发病率如何？为什么说宫颈癌是目前为止唯一有希望消除的癌症？

华克勤：宫颈癌是常见的妇科疾病类型之一，也是常见的女性恶性肿瘤之一。2020 年全球新增宫颈癌病例 57.0 万例，死亡 31.1 万例，分别占所有女性癌症发病和死亡的 6.6％和 7.5％。而同期中国宫颈癌的新发病例为 10.6 万例，占全球宫颈癌新发病例的 18.7％，有 4.8 万名中国女性死于宫颈癌。从全球来看，近 40 年来宫颈癌的发病率和死亡率有明显下降的趋势，但是数据也显示，全球宫颈癌新发病例的平均发病年龄越来越年轻。

宫颈癌常在慢性宫颈炎的基础上发生，如今已明确宫颈癌的发生与人乳头状瘤病毒（HPV），特别是其中 16、18 两型的感染有关。所以我们说，宫颈癌是目前唯一病因明确的恶性肿瘤：即高危型 HPV 持续感染是宫颈癌的主要危险因素，而且 90％以上的宫颈癌伴有高危型 HPV 感染。

对宫颈癌来说，一级预防最有效的方式就是接种 HPV 疫苗，这也是人类预防癌症的第一支疫苗。世卫组织提出 2030 年要实现的目标之一，是 90％的女孩在 15 岁之前完成 HPV 疫苗接种；我国也提出在 2025 年底前，在试点地区的常住人口中，90％的女孩在 15 岁之前要完成 HPV 疫苗接种。

HPV 对人体来说是一种罕见病毒吗？是不是感染了 HPV，就一定会得宫颈癌？

华克勤：HPV 是一种 DNA 病毒，能引起人体皮肤黏膜的鳞状上皮增殖，它拥有 200 多个基因型，不同的型别有不同的临床表现，比如，皮肤型的 HPV 人群感染率非常普遍，如大家常见的寻常疣、趾疣、扁平疣等。但是，只有高危型 HPV 持续性感染才会引起宫颈癌。也就是说，从宫颈癌的发病来说，HPV 是一个高危病毒，一旦感染以后，后续出现宫颈癌的概率会增加。

流行病学调查发现，宫颈癌的患者中，有 90％都是 HPV 感染的患者。但是，这并不是说感染了 HPV 的人，就一定会患宫颈癌，因为这还要看每个人机体的免疫力，特别是局部的免疫力情况。实际上，大约 80％以上的人群一生中都感染过 HPV 病毒，但是大部分人并不会罹患宫颈癌。而且，从感染 HPV 到罹患宫颈癌，有一个漫长过程，需要几年甚至几十年，在这个过程中，通过自身免疫，机体的免疫力增强后，一般 8～10 个月这些病毒就会被清理掉。只有高危 HPV 持续感染（比如，长期携带超过一年以上）人群，其宫颈癌发病的风险才会增加。

既然我们已经明确找到了宫颈癌的病因，也有了疫苗，所以建议适龄女性都去打 HPV 疫苗，应该在第一个感染高峰年龄段（15～24 岁）到来之前尽早进行疫苗接种，别错过最佳接种时间，年龄越小，越早获得保护。澳大利亚从 2006 年开始在全国推行 HPV 疫苗接种，基本上控制住了宫颈癌发病率，成为全球首个宣布"消除宫颈癌"的国家。我们医院就有来自欧洲的要求进修学习宫颈癌手术的妇科医生，因为在他们自己的国家，已经很少见到宫颈癌患者了。

为什么适龄女性 HPV 疫苗越早打越好？2 价疫苗有用吗？

华克勤： 由于 HPV 主要通过性行为传播，一般认为青春期女性是接种的首选人群，最好在首次发生性行为之前完成接种。但是，并不是说有过性行为后，疫苗就没用了，同样也可以起到保护作用。目前，国内一共有 2 价、4 价和 9 价 HPV 疫苗，一些女性觉得 2 价 HPV 疫苗意义不大，只想接种高价（4 价和 9 价 HPV）疫苗，其实大可不必。因为在目前我们已经明确的 14 种高危亚型 HPV 中，16、18 亚型是最高危的 HPV 病毒，在宫颈癌患者中，这两种亚型占了 70％。而 2 价 HPV疫苗足以预防这两种亚型的宫颈癌。但是，不同价的疫苗，其应对的"势力范围"不同，大家可以根据年龄以及需求选择适合自己的疫苗。实际上，对于 45 周岁以下成年女性，选择可以获取的任意一种 HPV 疫苗及时接种，对于宫颈的保护效果都是不错的，年龄越小，越早获得保护，所以早打疫苗早预防。

第二道防线： 筛查

除了 HPV 这个直接病因，宫颈癌的高危因素还有哪些？哪些人群属于高危人群？

华克勤： HPV 感染，特别是持续的高危型人乳头瘤病毒感染是导致宫颈癌的最主要因素。其次，初次性行为时间越早、性伴侣个数越多，宫颈癌发病危险越高，引发宫颈癌的影响因素还包括年龄、免疫状态、吸烟等。

从人群来看，宫颈癌的高危人群包括过早进行性生活者，拥有多个性伴侣者，吸烟、酗酒、吸毒者，以及免疫力低下人群。所以，如果规避上述行为，对宫颈癌的预防是有帮助的，这当中，除了调整生活行为方式外，接种 HPV 疫苗是宫颈癌最有效的一级预防措施。

同时，从预防的角度来说，需要尽早做好筛查。国际上推荐成年女性每 2～3 年做一次 HPV 检测或者 TCT（宫颈液基薄层细胞学检查），这是宫颈癌二级预防的重要手段。

为什么宫颈癌的筛查非常重要？

华克勤：筛查属于宫颈癌的二级预防，也就是说，赶在癌前病变之前就阻断它，不让病情进展。我们常用的说法是，筛查有助于宫颈癌的早发现。早发现意味着早治疗，也意味着获得较好的治疗效果和较好的预后。早期宫颈癌症状并不明显，容易被忽视，而且一些女性每年都不体检，等到有症状到医院就诊，往往就已经到了晚期。临床上我们常见到这样的病例，很可惜。要知道，宫颈癌前病变的治愈率几乎达到百分百。

另外，从防控现实来说，筛查也非常重要。我国每年新发宫颈癌患者 10 万人，占了全球宫颈癌患者的 1/5，防治任务很繁重。从我国宫颈癌患者发病年龄来看，高发年龄为 35～55 岁。对这部分高发期的女性来说，接种疫苗非常重要，同时还要进行分层管理，进行筛查。也就是说，从宫颈癌预防来说，防病筛查与接种疫苗缺一不可。

接种过 HPV 疫苗，是不是就不需要定期进行筛查了？

华克勤：不是。首先，即使就目前覆盖面最广的 9 价疫苗来说，也只包含了 90％的 HPV 高危亚型，并不是百分百地防住了宫颈癌风险，也可能会感染某些不常见的高危亚型。其次，对群体来讲，疫苗的普及可以保护绝大多数人不发生宫颈癌，但对个体来讲，也许她可能正好就感染了疫苗保护不了的亚型。此外，疫苗的保护有一定的有效期，不同的人，可能有效期不一样，但随着时间的推移，疫苗的作用可能会下降。因此，不能因为接种了 HPV 疫苗就一劳永逸，不再参加体检，忽视宫颈癌筛查。

也就是说，接种过 HPV 疫苗的女性也应该和没有接种疫苗的女性一样，进行宫颈癌相关检查，而且检查的项目和频率也是一样的。

宫颈癌筛查（检查）的项目一般包括哪些？

华克勤：宫颈癌筛查包括做 HPV 检测以及 TCT/LCT（即液基细胞学检查），这是最基础的项目。HPV 检测主要是对病因的检查，而 TCT/LCT 主要检测细胞是否有病变或癌变。HPV 检测，即用一个长柄小刷子在宫颈上取样，主要取的是宫颈黏液和阴道分泌物，然后送去实验室检查，看看是否有 HPV 感染。与传统的宫颈刮片巴氏涂片检查相比，TCT 明显提高了标本的满意度及宫颈异常细胞检出率。其方法是用一个检查小刷子，在宫颈表面刷数圈，将毛刷放在搜集瓶中反复涮洗，刷头上的宫颈脱落细胞会充分脱落到瓶底的固定液中，然后送去显微镜下观察，看看脱落细胞是否有病变。LCT 即 TCT 的升级版，检查时，医生用专用的宫颈刷，刷取患者宫颈表面以及宫颈管内的脱落细胞，并通过全自动细胞制备技术，将细胞进行制片、染色及观察，该方法能进一步提高涂片的满意率以及阳性结果的筛查率。

什么时候开始筛查比较合适？频率如何？

华克勤： 免疫功能正常的无症状女性，一般来说，可以从 25 岁时开始检查或者有性生活后即可开始。对 21～24 岁的女性来说，则不需要常规检查 HPV，因为这个年龄段两年内 90% HPV 检测将转阴，发生宫颈癌的风险相对较低。<25 岁的女性，建议每三年做一次细胞学检查（TCT/LCT）。≥25 岁的女性，其 HPV 感染多为持续性，应该每三年做一次细胞学筛查（TCT/LCT）加上 HPV 检测的联合检测。如果 TCT/LCT 或 HPV 检测初始结果均为阴性，那就每五年做一次联合检测。

结果异常的话，那就根据具体情况随访或每半年到一年检查一次，比如进行阴道镜和活检。但是，如果临床上 TCT/LCT 结果为"不能确定临床上皮内瘤变"，且 HPV 检测结果呈阴性，也不用立即通过阴道镜来治疗，可以一年后再复查。这一认知在一些医疗机构仍有偏差，所以还需要普及。

基层地区缺少宫颈疾病专科医生及病理医生，这对宫颈癌初筛是不是也提出了挑战？

华克勤： 基层医疗机构硬件和软件相对缺失，但是依靠大城市医务人员的上门支援，或者让患者都到大城市来检查，也不现实，因为这无疑大大增加了患者的医疗成本。但是如今我们通过技术创新，可以一定程度上帮助这些地区的患者。比如，我们现在通过跨界科研合作，将大数据和 AI 运用于宫颈癌及癌前病变的全流程平台管理，设计出辅助医生进行宫颈癌筛查的 AI 工具集，现在已经进入外部验证阶段。这套工具的筛查判断能力目前已经达到高年资主治医师或低年资副主任医师的水平，可以帮助基层地区的民众在家门口就能获得有效的筛查。如果基层医院用这个工具来代替初步的筛查，就可以排除掉结果呈阴性的患者，从而专注于阳性结果的患者，这样的话，医疗效率能得到保证。

第三道防线： 治疗

临床中，您发现早期宫颈癌的症状明显吗？

华克勤：早期的宫颈癌患者，症状不明显，看起来似乎没有任何症状，一般要通过检查才会发现。但是也会有一些信号。主要有三个迹象：第一是患者可能会有白带增多。第二是阴道排液。患者常常会出现阴道异常排液，可以是白色的、血性的、稀薄如水样的，而且伴有感染时阴道排液为腥臭味或恶臭。第三是接触性出血。平时可能就没症状，同房以后出血或者妇科检查时候才出血，比如妇科医生拿小刷子取宫颈脱落细胞的时候，一碰宫颈就出血了。但也不是所有类型的宫颈癌早期"信号"都能被看到，如果是鳞癌，这些症状还可能在早期发现，腺癌就很难发现了。腺癌位置比较隐秘，长在宫颈管里面，不容易看见，只有在显微镜下能发现一些早期的病变，甚至需要采取宫颈锥切才能确诊。

手术治疗是早期宫颈癌的首选方案吗？

华克勤：是的。就像世界卫生组织提出的目标中，到 2030 年，宫颈癌前病变和宫颈癌治疗可及性达到 90%，也就是希望 90% 的宫颈癌患者能够得到有效的治疗。在治疗方面，应该根据患者的年龄、肿瘤分期、是否有生育需求决定治疗方案。

对年轻的宫颈癌患者来说，是不是就意味着不能生育了？

华克勤：早期的宫颈癌患者手术后仍然可能保留生育功能的。具体来说，分期为 Ia1、Ia2 和 Ib1 期、病灶＜2 厘米以下的宫颈鳞癌、腺癌、或腺鳞癌患者，可以采用保留生育功能的手术治疗方法。

子宫有两部分，即宫体和下端的宫颈。保留生育的宫颈癌手术，一方面要求切除足够范围的病灶及其周边组织，另一方面要留下正常的子宫体。当然，患者也要符合一些条件，比如年龄＜40 岁，肿瘤局限于宫颈，而且是非特殊类型肿瘤，病灶＜2 厘米，无淋巴结转移、无脉管内浸润等。

这种情况下，可以手术切除患者病变的宫颈和部分阴道，再将剩余的阴道和宫颈缝合。如果术后病理检查符合保育要求，那就可以在医生的指导下备孕，或者借助辅助生育技术怀孕。不过，患者受孕不能太早，因为伤口修复需要半年左右时间。我相信，随着医学技术的进步和保育观念的普及，年轻女性保留生育功能的宫颈癌根治手术会得到广泛的应用和改进。

特别提示 1

宫颈癌筛查和预防推荐建议

<u>高危对象：</u>

1. 有多个性伴侣；

2. 性生活过早；

3. HPV 感染；

4. 免疫功能低下；

5. 有宫颈病变史的女性。

<u>筛查建议：</u>

已婚或有性生活史 3 年及以上的女性都建议进行筛查：

1. 21～29 岁采用宫颈细胞学检查，连续筛查 3 年无异常后，每 3 年 1 次；

2. 30～65 岁采用宫颈细胞学检查，连续筛查 3 年无异常后，每 3 年 1 次；或者高危型 HPV 与宫颈细胞学联合筛查，连续筛查 3 年无异常后，每 5 年 1 次；

3. 筛查结束时间：＞65 岁且既往多次检查均示阴性，则结束筛查；若曾诊断为高度鳞状上皮内病变（HSIL）病史者，再持续筛查 20 年，筛查频率视病情定；

4. 接受过子宫全切术的女性（无宫颈），且过去 20 年里未曾有

CIN2、CIN3、原位癌或癌症的女性，不需要检查；

5. 接种过 HPV 疫苗的女性，遵循特定年龄的建议（与未接种疫苗的女性一样）。

预防建议：

1. 接种 HPV 疫苗；

2. 不吸烟或戒烟；

3. 安全与健康性行为；

4. 及时治疗生殖道感染疾病；

5. 增强体质。

特别提示2

哪些女性更能够远离癌症

现代医学进步已经让女性有机会预防和远离这些癌症。大量科学研究和人群试验的证据强烈表明，癌症是可以预防和控制的，特别是女性常见的癌症——宫颈癌和乳腺癌。

那么，女性如何远离癌症？全球近一半的癌症由吸烟、不健康的膳食、缺乏体力活动、饮酒和感染所致，这些因素可以通过现有的预防和控制措施予以消除或减少，达到预防癌症的目的。随着现代女性生活方式转变，上述危险因素流行呈现增长趋势。此外，女性特有的危险因素流行呈上升趋势。所以，除了控制男女共有危险因素外，女性还应注意一些危险因素。

首先，拒绝烟草。

烟草摄入与 100 多种癌症有关。国际癌症研究中心的致癌物清单上，烟草已被确认是卵巢癌、子宫内膜癌的致癌物，以及乳腺癌的可能致癌物。除了女性特有癌症外，对于女性常见的肺癌、大肠癌、胃癌、食管癌、胰腺癌，烟草也是确认的致癌物。

在我国，女性的吸烟率总体并不高，但近年来年轻女性吸烟率明显上升。同时，由于我国男性吸烟率高，导致女性被动吸烟非常普遍，一半以上的女性常常处于被动吸烟状态。10 年前，被动吸烟已被确定为人类致癌因素，因此女性应避免身处有烟的环境，包括家庭、工作场所、公共场所等。如果家里有吸烟者，家庭主妇要立场坚定地维护室内空气清洁，让吸烟者去室外吸烟；如果工作场所有吸烟者，女职工要积极维护自身权益，推动工作场所室内禁烟。

其次，保持健康体重。

近年来全球癌症研究的一大令人瞩目的进展是明确了肥胖与癌症的关系，全球新发癌症中 1/4～1/3 与肥胖直接相关。肥胖会明显提高乳腺癌、子宫内膜癌、食管癌、胰腺癌、大肠癌、肾癌、胆囊癌和甲状腺癌的发生危险。在中国，女性这九大癌症合起来发病数要比男性高出 1/4。同样肥胖的话，女性患癌风险要高于男性。所以，要降低患癌风险，维持健康的体重至关重要。

大部分女性关注减肥这一话题，但减肥只是一个通俗的讲法，科学的说法是保持健康的体重，即不胖不瘦，让体重维持在健康水平范围内。一味强调减肥，会走入体重太轻的误区，也不可取。

保持健康的体重，需要定期测量和计算自己的体质指数（BMI），坚持以体育锻炼的方式控制体重，BMI 要控制在 24 以内，即用体重千克数除以身高米数的平方得出的数字＜24。

第三，拒绝酒精。

长期以来，由于男性饮酒比较普遍，酒精与患癌风险的研究大部分是以男性为研究对象。而女性饮酒频率低、量少，关注度低。以往的研究发现，女性如果大量饮酒，与男性一样会增加患癌风险。最新研究发现，女性比男性更容易受到酒精的损害。即使是中低限度的酒精摄入，也会增加乳腺癌发病危险：每天饮用仅5～10克的酒精，乳腺癌发病危险增加15％；每增加10克酒精摄入量，乳腺癌发病危险增加10％。

许多女性平时不喝酒，但逢年过节或聚会，会发生一次性过量饮酒，研究表明偶尔过量饮酒也同样会显著增加乳腺癌的风险。因此，从预防乳腺癌的角度，建议女性应该马上行动起来，像拒绝烟草一样拒绝酒精。

第四，生殖健康。

性生活和哺乳生育也影响着女性患癌危险。婚后未生育，或在35岁之后才生育、生育不哺乳或很少哺乳的人，乳腺癌风险会增大；过早进行性生活、性伴多、多生育、过早生育会增加患宫颈癌的危险。上述这些问题都与女性体内重要物质——性激素相关。

除了内源性雌激素，外源性雌激素也会影响女性患癌风险。女性在生命各阶段不当使用激素类药物，特别是绝经后使用激素替代疗法，长期使用口服避孕药，以及滥用含有激素的滋补品等，都会增加患癌风险。

使用避孕套是宫颈癌的保护因素。HPV持续感染是宫颈癌的明确病因。不安全的性生活增加感染的危险，是中国城市地区30～49岁女性宫颈癌高发的主要原因，而在贫困农村地区，宫颈癌高发的原因是卫生条件落后使得女性普遍感染 HPV。

因此，作为女性，应该多了解健康生殖生育知识，保持健康安全的性生活，合理安排生育时间，尽可能延长母乳喂养时间，以减少未来患癌的风险。女性健康的性生活和优生优育对于降低女性患癌风险至关重要。

第五，定期体检。

癌症早发现的关键在于定期体检。对于广大女性来说，配合体检医生认真对待每一次体检和每一个体检项目非常重要，这些体检对于早期检查出常见肿瘤很有好处。

因各种原因去医院就诊，也是获得机会性筛查的一个好途径。以早期发现为目的的体检项目种类繁多，针对的人群也不一样，有时候会面临无所适从的困难。比较好的做法是：利用就诊的机会听取医生的专业建议，或者定期到大型综合性医院和专科医院体检部门接受体检咨询。

除了维护自身健康，女性在家庭中的角色决定了她对家庭成员健康选择的重要影响。共同的生活习惯是家庭的重要特征，家长的言传身教对于孩子健康习惯的养成至关重要，培养良好的生活方式和定期体检的习惯，还能成为家庭教育的一部分。因此，女性通过自身努力创造的远离癌症的机会，还会惠及丈夫、孩子和其他家庭成员，最终获得更多的健康"红利"。

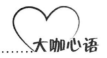

大咖心语

卵巢癌发生的时候，你会难以置信：怎么就是晚期了？

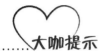

大咖提示

——未婚女性不用做妇科检查，这是一种带有偏见的认知。

——"妇科三癌"侵袭的几乎都是深入女性体内的器官，除了宫颈癌之外，目前都难以做到早期发现。

——每4～5个卵巢癌患者中，就有一个和遗传有关。

——如果是 BRCA 基因携带者，一般建议在 40 岁左右时或者 45 岁时，做预防性卵巢、输卵管切除，因为这时候大多数女性完成了生育的功能要求。

——宫颈癌和 HPV 感染密切相关；卵巢癌发病隐匿，难以早期发现，预后差，但有明显的家族遗传倾向；子宫内膜癌和雌激素以及代谢等相关。

吴小华

吴小华：
"妇科三癌"的预防和发现

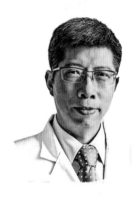

吴小华，1963 年生，医学博士，教授，博士生导师。现任复旦大学附属肿瘤医院肿瘤妇科主任，妇科肿瘤多学科综合治疗组首席专家。上海市优秀学科带头人，上海市医学领军人才。兼任中国抗癌协会妇科肿瘤专业委员会主任委员、上海市抗癌协会妇科肿瘤专业委员会主任委员等。致力于妇科恶性肿瘤的手术、化疗、放疗以及靶向生物治疗 30 余年。提出宫颈癌保育根治性宫颈切除术"复旦标准"，率先在国内实施卵巢癌患者全程管理模式。已发表学术论文 200 余篇，其中 SCI 收录的学术论文 121 篇，曾获中国抗癌协会科技奖一等奖等奖项。

提起复旦大学附属肿瘤医院肿瘤妇科主任、复旦大学附属肿瘤医院妇科肿瘤多学科综合治疗组首席专家吴小华教授，业内人士一般会如此介绍："吴医生是专门搞'妇科三癌'疑难杂症的专家。""妇科三癌"即妇科常见的三大恶性肿瘤，包括宫颈癌、卵巢癌、宫体癌（也叫子宫内膜癌）。

在吴小华教授关于《2020年度妇科恶性肿瘤最新研究进展及展望》的文章中，他介绍了妇科肿瘤领域，尤其是"妇科三癌"在2020年取得的重磅研究成果，比如在手术治疗、辅助治疗及靶向治疗方面的突破性进展和创新。

但是吴小华教授此次访谈的内容和治疗无关，而是聚焦于"妇科三癌"的预防和早期发现。比如，它们各自的发病特点、高危因素，以及与此有关的预防和筛查等。

"妇科三癌"的发病率、死亡率都在上升

"妇科三癌"中，从发病趋势和生存率上看，分别是什么情况？

吴小华： 从发病情况来看，"三癌"中宫颈癌发病率最高，特别是进入21世纪后，发病率明显升高。以上海为例，20世纪70年代宫颈癌的发病率大概是在（40～50）/10万人年，相当于目前乳腺癌的发病率。经过20世纪70～90年代的努力，到了90年代差不多下降到（5～6）/10万人年，但是进入21世纪后，发病率又上来了，上升到（7～8）/10

万人年。应该说，这是不好的事，因为从全球来看，宫颈癌发病率在明显下降，特别是西方国家下降明显。我国每年宫颈癌新发患者有 12 万左右，占全球的 19％～20％。我国现在经济发展比过去好，医疗普及水平提高了，医保的成本覆盖面也大了，为什么还有这么多宫颈癌呢？我认为，我国宫颈癌应该有实质性减少，因为宫颈癌是可防可治的。

宫颈癌预防手段很多，有一级预防、二级预防、三级预防，从患者预后来说，越早治疗效果越好，但是在我国，宫颈癌确诊后往往就是晚期，这个比例有 30％左右。这个情况也不太好，因为不能早期发现，会给后来的治疗和预后带来很多阻力，所以宫颈癌死亡率也不低，我国每年有五六万人死于宫颈癌。

卵巢癌在我国的总体发病率如何？

吴小华：卵巢癌的发病率相对来讲低一点，这两年略有上升，我国每年有 6 万左右的新发患者，每年死于卵巢癌的人数是 4 万左右。但是，我认为卵巢癌统计数据值得商榷，因为卵巢癌诊断的时候，它的表现没什么特殊性，比如我们会看到有大量的胸腹水，但这样的症状容易和其他疾病混在一起，所以这只是一个保守的数字。

卵巢癌的特点是不能早期发现，没有好的预防手段，一发现几乎都是晚期，因为卵巢的解剖位置及卵巢癌的生物学行为，它很难像乳腺癌那样通过触诊即可发现结节，也不像宫颈癌那样可以规范筛查，卵巢癌往往进展迅速，这些都导致了较低的生存率。

第三个宫体癌，也叫子宫内膜癌，它近年的发病率也是上升的。但是宫体癌的预后都比较好，它是三癌中预后情况最好的，因为它有早期的一种表现，容易被注意到，比如说绝经后出血、月经量多等，而且一发现就能治疗。从妇科肿瘤来讲，预后最好的是子宫内膜癌，接下来是宫颈癌，然后才是卵巢癌。卵巢癌的预后最差，它发病隐匿，难以预防，也难以在早期发现，80％的患者确诊时已是晚期，所以它在妇科肿瘤中死亡率最高。总的来说，妇科三癌的发病率、死亡率都在上升。

要多呼吁宫颈癌的预防

宫颈癌除了 HPV 疫苗之外，还有哪些预防措施？

吴小华：一级预防就是病因预防，高危的 HPV 持续感染是宫颈癌的病因，所以 HPV 疫苗毫无疑问是一级预防。研究发现，99.8％的宫颈癌都是由 HPV 持续感染所引起，感染的途径主要是性接触，也就是说，女性只要开始有性生活，那么她一生中感染 HPV 的概率就非常高。不过，也不能过分夸大感染的后果，根据数据，大约有 99％的女性能依靠自身免疫力将这些病毒清除掉，也就是说，大概有 1％的女性自身无法清除 HPV，形成持续感染，最后可能发展成癌前病变，甚至宫颈癌。但是，谁能确保自己的免疫力总是处于强健状态呢？只要接种 HPV 疫苗，女性就可以免受相关病毒感染，从而达到预防宫颈癌的目的。而且在所有恶性肿瘤中，目前只有宫颈癌有预防疫苗。遗憾的是，我国目前 HPV 疫苗的普及率、接种率非常低，估计不超过 1％。

为什么接种率会这么低？打疫苗的人一般都比较关注自己的健康，

不打疫苗的人对自己的身体健康不太关注。就像有的女性可能一辈子也不去做妇科检查，等到有症状，才会去检查。甚至有的女性参加单位一年一度的体检时，觉得自己没结婚，不好意思做妇科检查，周围的人也持类似想法，觉得未婚女性不用做妇科检查，这是一种带有偏见的认知。

对妇科检查的排斥或偏见是否影响了宫颈癌的预防？

吴小华：从预防的角度来讲，宫颈癌有三级预防体系，即注射疫苗、刮片筛查和癌症早诊。妇科检查中的巴氏涂片属于二级预防，它可以帮助宫颈癌的早发现。20 世纪 30 年代发明的巴氏涂片，也就是宫颈脱落细胞涂片，是指从子宫颈部取少量的细胞样品，放在玻璃片上，然后在显微镜下研究是否异常。这种方法可以在宫颈癌变的前一两年甚至几年，就能发现宫颈上皮细胞的一种变异，我们可以判断它是不是癌前病变，这就是所谓的二级预防。一般的妇科检查都能做这个检查，但是好多女性宁愿做 B 超，也不愿意做宫颈刮片。其实一般来讲，在国外或者是在指南里，都强调女性 21 岁或 23 岁以后，或者有性生活三年后都要做宫颈刮片。

三级预防就是早发现早治疗（早诊），这个没有特别规律。要多多呼吁宫颈癌的预防，因为它不像其他癌症，而是早期就能发现，从而尽早干预。我们国家尽管有"两癌"筛查（即宫颈癌和乳腺癌），但是普及面还是不够，筛查率大概只有 30%，农村地区不足 20%，这也是个问题。

卵巢癌有什么预防办法吗

宫颈癌有明确的 HPV 疫苗可以预防，卵巢癌有什么预防办法吗？

吴小华：妇科肿瘤中，卵巢癌被叫做"沉默的杀手"，它悄然无息地发生了，当它发生的时候，你会觉得不可思议：怎么就是晚期了？

首先，卵巢癌早期没有任何症状，甚至有的患者做了一辈子妇产科医生，结果患了卵巢癌，自己也不知道。这种情况并不少见。全世界包括西方也一直在研究卵巢癌的症状，后来美国《时代周刊》刊发了一篇文章，列举了卵巢癌的症状，比如腹胀、纳差（即食量减少）、尿频等，这些也算不上特异性，很多情况都会出现这些症状。其次，从解剖位置来讲，卵巢很小，直径 2～3 厘米，像一个栗子大小，而且长在盆腔深处，根本没办法去触摸它，不像宫颈，可以借助器具很容易看得见的。第三，从它的生物学行为来看，它长得很快，不像宫颈癌从感染到发病大概有十来年时间，有充分的时间去查、去治疗，卵巢癌可能是 3 个月，发展得很快。

卵巢癌讲起来很难预防，但是也有部分卵巢癌跟基因相关。2016 年我们在全球公布了中国卵巢癌患者的流行病学调查，我们对 826 例卵巢癌患者进行了乳腺癌-卵巢癌易感基因（BRCA）检测。因为 BRCA 基因突变的话，就容易生乳腺癌或卵巢癌，它分两种，一个是 BRCA1，一个是 BRCA2。和常人相比，如果是 BRCA1 基因携带者，其罹患卵巢癌的风险增加 40 倍；携带 BRCA2 的话，大概是 20 倍。也就是说，一个正常女性，一生中罹患卵巢癌的概率是 1％或 1.5％，但如果她是 BRCA1 的携带者，风险就会提高 40％～50％；BRCA2 大概增加 20％～30％。所以，拥有 BRCA 基因的女性，卵巢癌风险明显增加。我们在 2016 年对中国 826 例卵巢癌患者做的 BRCA 基因检测显示，BRCA 突变率达到 28.6％，等于说，每 4～5 个卵巢癌患者中，就有一个和遗传有关，这个比例不低。

这种发现有什么价值吗？如何把这样的发现运用到实际当中去？

吴小华：这么高的遗传率，使得我们可以在正常人群里做 BRCA 基因筛查，所以现在临床上就有很多的工作、很多的实际应用，也有很多的患者来进行治疗。

这有不少例子。有一个安徽宣城的刘老太太，她 68 岁的时候，查出来是晚期卵巢癌，我给她做了手术，预后也不错。她回家第四年，女儿出现了和她当年一模一样的症状，也是大量的腹水，她立马送女儿来我这里开刀。这时候已经有基因检测了，于是我们给她女儿做了基因检测，发现她是 BRCA1 突变。刘老太太有七个女儿，这是第六个女儿。她把七个女儿都叫来做基因检测，结果发现：除了生病的第六个女儿之外，还有两个女儿（老二和老三）也有 BRCA1 突变。即便还没出现症状，她们也赶紧做了卵巢预防性切除。刘老太太的外孙女也查出 BRCA1 突变，也做了卵巢切除。现在外孙女的女儿也要查。和过去比，现在有很多方法检查，比如胚胎前的基因检测，可以通过胚胎选择，在怀孕前找出没有突变的胚胎。

与遗传相关的卵巢癌患者，我们也常在媒体上见到类似消息。比如电视台也曾经报道，山东临沂姐妹五个，有三个是卵巢癌患者，陆续确诊做手术。所以，卵巢癌患者需要做基因检测，因为有 1/4 的可能性和遗传相关，如果查出来是的话，其一级亲属也要做检测，这样可提前采取干预措施，切除卵巢、输卵管，降低发病风险。如果是 *BRCA* 基因携带者，一般建议在 40 岁左右时做预防性的卵巢、输卵管切除，或者45 岁时做，因为这时候大多数女性都完成了生育的功能要求。

服用短期避孕药，是不是也能预防一部分卵巢癌？

吴小华：对 *BRCA* 基因携带者来说，短期的避孕药是可以在一定程度上预防卵巢癌的。比如一个三十几岁的基因携带者，担心发病，但又不想这么早切掉卵巢，那么一个次要的方法就是服用口服避孕药，但是它的效果没有切掉输卵管那么彻底。从医学上讲，切掉双侧卵巢、输卵管的话，能降低 90% 以上的风险，不能说降低 100% 的风险，因为这只是卵巢癌、输卵管癌，还有腹膜癌。口服避孕药能降低多少风险呢？从目前的研究来看，能降低 50%～60%。

除此以外，还有一个退而求其次的办法。比如，知道自己是一个携带者，那就定期去随访、去筛查。对于卵巢癌的筛查，全世界的科研人员和临床医生曾经做过很多工作，比如让几十万女性都去做两种检查：一是抽血，检测一个和卵巢癌相关的肿瘤标志 CA125；另一种检查是做阴道 B 超。最后发现这种筛查意义不大，因为筛查与否，死亡率是一样的，做筛查的人往往还要吃点苦头，本来是良性的也被拉去开刀，所以大多数的学术团体或者是相关指南都不建议做卵巢癌的筛查。不过，我这里讲的是对普通人群不提倡做卵巢癌的筛查，不是高危人群。

哪些是卵巢癌高危人群呢？

吴小华：一是 BRCA 基因携带者，包括其他相关基因的携带者；二是检查时总是发现卵巢上有附件包块的话，就要当心；另外，有家族肿瘤史的，尽管还没有突变，也要注意。所以，尽管不建议大家做卵巢癌筛查，但是对以上这三种人，建议去做常规的监测和筛查，做阴道 B超，查肿瘤标志物 CA125 和 HE4。

卵巢排卵增加突变风险，绝经的女性是不是就减少风险了？

吴小华：不是。在排卵的时候已经有突变基因在里头了。但这是个很好的问题，一般卵巢癌的发病都比较迟，往往是在绝经前后发现，什么原因不清楚。换句话说，排卵时突变，但不是马上就发作，而是突变多了，到 50 多岁绝经前后才被发现。所以说，恶性肿瘤不是突然发生的，而是突然发现的。

"妇科三癌"的高危因素各不相同

这些妇科肿瘤的发生跟什么因素有关系？初潮早、绝经晚的女性是不是风险相对高一些？

吴小华：对卵巢癌来说，初潮早、绝经晚的话，相对风险高一些，因为排卵次数多，卵巢排卵时会有缺失，就需要修复，就有更多机会发生细胞突变。所以前面说口服避孕药的用处就是控制排卵，不排卵就不会破，也就不需要修复。理论上是这样说，但实际上卵巢癌如何发生的，目前还不清楚。

这三种癌症侵袭的几乎都是深入女性体内的器官，除了宫颈癌之外，目前都难以做到早期发现。但也各有不同，比如子宫内膜癌尽管不容易早期发现，可它发展慢。它们的高危因素毫不相干，都不相同。比如雌激素代谢水平和宫颈癌发病没什么关系，但它是子宫内膜癌的高危因素。

总体来说，三癌中，宫颈癌和 HPV 感染密切相关；卵巢癌发病隐匿，难以早期发现，预后差，但有明显的家族遗传倾向；子宫内膜癌和雌激素以及代谢等相关。

多生孩子会降低或提高妇科肿瘤风险吗？它们之间有什么关联？

吴小华：对卵巢癌来说，多生育应该是好的，因为十月怀胎，就意味着不排卵，减少了突变的概率。从宫颈癌来讲，生育是有一个风险因素，因为多生育，宫颈裂开、修复，但这是过去的看法，现在则认为生育和宫颈癌没关系，HPV 持续感染才是宫颈癌的高危因素。而且，生育不仅对宫颈癌没坏处，反而有好处，因为怀孕的话要去做产检，做这些检查有助于预防。

从子宫内膜癌来讲，多生育更有利。子宫内膜癌的一个重要的致病因素就是不怀孕。我今天第一台手术的患者就是一个 260 多斤的子宫内膜癌患者，28 岁，未育。子宫内膜癌和激素水平有关，雌激素水平不能控制，患者肥胖、不能生育也是这个原因，这个患者就是典型的I型子宫内膜癌，属于雌激素依赖型。II型子宫内膜癌和雌激素一点关系都没有，发现时也常常是晚期。还有一种子宫内膜癌跟遗传相关，叫林奇（Lynch）综合征，也叫遗传性非息肉病性结直肠癌。我们刚收了一个患者，她才在安徽做完子宫内膜癌手术，化疗还没做，就发现一个五六厘米的淋巴结，到我们医院来，一检查，结肠癌又出来了，这就是典型的 Lynch 综合征，会引起结直肠癌和子宫内膜癌。这个情况我们已经很有经验，患者一来，三句话就能问出来，然后做基因检测，基本就能确诊。

这是非常大的进步了。总的来说，和过去相比，宫颈癌、子宫内膜癌和卵巢癌的防治已经有非常大的进步。就拿三癌中最凶险的卵巢癌来说，从 20 世纪 90 年代发现 BRCA 基因，到 30 年后以美国女演员安吉丽娜·朱莉为代表的预防性切除，实现大约 1/4 卵巢癌患者的一级预防，再到现在的 PARP 抑制剂出现，降低了卵巢癌的复发率，未来有望把卵巢癌转变为一种像高血压一样的慢性病。

特别提示

卵巢癌（包括上皮性卵巢癌、
输卵管癌及原发性腹膜癌）筛查和预防推荐建议

高危对象：

1. 遗传性乳腺癌-卵巢癌综合征（即 BRCA1 或 BRCA2 胚系致病变

异或疑似致病变异);

2. 携带 RAD51C 或 RAD51D 或 BRIP1 胚系致病变异或疑似致病变异;

3. 林奇(Lynch)综合征(遗传性非息肉病性结直肠癌综合征);

4. 一级亲属确诊上述遗传性肿瘤综合征或携带上述基因致病或疑似致病变异,而未行或拒绝检测者;

5. 卵巢癌、乳腺癌、前列腺癌、胰腺癌家族史或子宫内膜癌、结直肠癌及其他林奇综合征相关肿瘤家族史经遗传咨询、风险评估建议接受基因检测而未行或拒绝检测者;

6. 具有显著的卵巢癌及相关肿瘤家族史(多人发病),虽经遗传基因检测,家族患病者中未检出已知致病基因或疑似致病基因(注:目前的基因检测及数据解读仍具有局限性)。

筛查建议:

1. 不推荐对无症状、非高危女性进行卵巢癌筛查。

2. 推荐对尚未接受预防性输卵管-卵巢切除手术的上述高危女性进行定期筛查,以期早期发现卵巢癌,但目前尚缺乏卵巢癌筛查给高危女性人群带来临床获益的证据。

(1)根据临床医生判断,高危女性于 30 岁起,可以考虑接受定期的卵巢癌筛查;

(2)筛查项目:血清 CA125 检查及经阴道超声检查;

(3)筛查间隔:3 月/次到 1 年/次。

3. 此外,已经出现腹胀、腹痛、阴道不规则出血等不适症状的女性,不在筛查探讨的范畴内,应尽早就医接受临床评估。

预防建议：

1. 经遗传咨询及风险评估后需要进一步接受遗传基因检测的个体，尽早接受检测，明确肿瘤发病风险；

2. 携带有增加卵巢癌发病风险致病变异或疑似致病变异基因的高危女性，完成生育后，于相应的年龄段预防性切除卵巢和输卵管以降低卵巢癌发病风险；

3. 理论上，任何可以让卵巢在一段时间内停止排卵的行为都可以降低卵巢癌的发病风险，如避孕药、妊娠、哺乳等。因此，鼓励适时生育、母乳喂养；

4. 经遗传咨询后，部分高危女性可选择短期内口服避孕药以降低卵巢癌发病风险（长期服用可能增加乳腺癌发病风险）；

5. 育龄期的高危女性，生育前与肿瘤遗传咨询科医生及生殖科医生共同探讨可行的遗传阻断方案；

6. 保持良好的生活习惯，规律作息，合理饮食，减少食用高脂肪、高蛋白质的食物，加强体育锻炼。

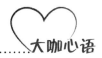

大咖心语

现在我们可以对一个晚期食管癌患者说"有信心治愈"，因为延长甚至治愈部分晚期食管癌，现在有办法了。可以说，免疫治疗对食管癌是个革命性的进步。

大咖提示

——早期食管癌没有任何症状，包括进食疼痛等，也不是早期症状。目前我们唯一能早发现的检查是做胃镜。

——一项针对我国南方地区的研究发现，饮食习惯中喜欢烫食的人，食管癌的患病风险提高了三倍。

——我国常见的食管癌主要发生在食管中上段，病理表现为鳞状上皮细胞癌，发病原因大多和饮食习惯、饮食方式及吸烟喝酒等因素有关。

——北方地区是食管癌较高发的地区，像河南、河北和山西靠近太行山的地区，以及苏北，包括淮安、南通、盐城、泰州、徐州、连云港等地区的食管癌发病率都较高。

——免疫治疗对食管癌是个革命性的进步。

相加庆

相加庆：
重视食管癌的筛查和预防

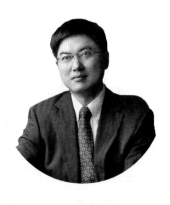

相加庆，1963 年生，主任医师、硕士研究生导师、教授，现任复旦大学胸部肿瘤研究所副所长、复旦大学附属肿瘤医院胸外科副主任，兼任中国医师协会胸外科分会食管专业组副组长、上海市抗癌协会胸部肿瘤专业委员会副主委、上海市中西医结合学会胸外科分会副主委等，长期从事胸部肿瘤的外科治疗和临床研究，在国内较早开展食管癌三野淋巴结清扫根治术的临床和研究，参加编写《现代肿瘤学》《肿瘤外科手术学》《胸外科手术点评》等专著。

和绝大部分临床医生不同，复旦大学附属肿瘤医院胸外科副主任、食管癌及胸部肿瘤专家相加庆教授诊治患者时，会留意他们的普遍特征。这实际上属于流行病学范畴的重要内容：即在特定人群（食管癌患者）中发现疾病、健康状况的分布和决定因素。类似相加庆教授留意的这些临床观察资料，某种程度上给食管癌预防和治疗提供了可靠的依据。

比如他说，从临床看，上海总地说来食管癌发病率并不高，但是患者很有特点：老年单身汉（独居）多，基本上都是姐姐或妹妹陪同来看病，晚期为主。

相加庆教授非常生动地解释了食管癌和患者的生活方式，尤其是饮食习惯的密切关系。在谈到食管癌高发地区河南时，他提到了著名的电影《李双双》："这部电影里的人物是怎么吃饭的？他们蹲在田埂上，捧着那么大一个碗，滚烫的，就那么直接喝下去。"这种吃法，在他看来，埋下食管癌的多枚"地雷"：滚烫进食；一口气直接喝掉，太快；食材单一无营养；蹲着进食的姿势，意味着吃进去的滚烫食品在食管中停留时间长……

食管癌能在早期被发现吗

有文章说，食管癌一半患者都在中国，生存率不足 10%，这符合现状吗？

相加庆：我国食管癌人数占了全球一半左右，这是没错的，我们人口基数大，老龄化也较明显。世界卫生组织国际癌症研究机构（IARC）发布了 2020 年全球最新癌症负担数据显示，2020 年全球新发食管癌人数为 59 万，其中我国有 32 万；2020 年全球食管癌死亡人数为 54 万，我国有 30 万。

但是食管癌五年生存率不足 10％的这个说法，估计是多年前的统计数据。我国食道癌的平均生存率已经是 20％，像一些大的肿瘤中心达到 50％～60％，在我们复旦大学附属肿瘤医院，食管癌五年生存率为 60％。

食管癌发病趋势是上升还是下降？

相加庆：总的来讲，从食管癌发病趋势来讲，现在有较明显的下降。经济条件改善以后，大家的生活方式也发生了改变，所以总的发病趋势下降是比较明显的。从临床角度讲，医院的数据也显示食管癌患者在减少。而且，临床上也发现，早期的食管癌病例比以前多了。

提到早期食管癌的发现，有哪些症状呢？比如进食疼痛是早期症状吗？

相加庆：早期食管癌没有任何症状，进食疼痛等也不是早期症状。患者进食感到痛，其实和进食梗阻有关，当患者出现梗阻症状时，基本都是Ⅲ期或者Ⅳ期食管癌，即中晚期了。所以，根据症状去早发现是根本不可能的。

既然无症状，那如何做到食管癌的早发现？

相加庆：我们也希望尽量做到早发现，因为早发现能早治疗，效果更好，但是食管癌和其他很多种癌症一样，早发现是很不容易的。

目前我们唯一可以做到食管癌早发现的检查是做胃镜。胃镜检查的话，可以观察食管的形态，并且做相应的活检病理检查，尽可能在早期就明确病理诊断。其他方法都难以发现早期食管癌，比如 CT 扫描可以显示食管与邻近纵隔器官的关系，可早期在片子上基本没什么表现。食管造影也是一种检查办法，可以比 CT 更早发现肿瘤。

这些地区为何食管癌高发

曾经有多起流行病学调查显示，我国靠近太行山的地区，存在一个"食管癌高发带"，如今那些地区食管癌发病情况如何？

相加庆：是的，在河南、河北和山西等靠近太行山的地区有一个"食管癌高发带"，最有名的是河南林县（即如今的林州市），当时流行病学调查的数据显示，林县的食管癌发病率是全世界最高的。后来从政府层面进行了干预，发病率得到一定控制，但是相比较而言，那些地区的食管癌发病率仍然较高。2020 年全球最新癌症负担数据显示，在我国癌症新发病例数中，食管癌排名第六（32 万例）。

总体来看，我国的一些北方地区是食管癌较高发的地区，像前面说的河南、河北和山西靠近太行山的地区，以及苏北，包括我的家乡淮安，以及南通、盐城、泰州、徐州、连云港等地的食管癌发病率都较高。例如淮安市慢性病 2020 年监测报告显示，淮安市的食管癌发病数和死亡人数在恶性肿瘤中都排名第一。所以，我国的食管癌患者大部分仍然聚集在传统的高发地区。

曾经有个说法，说"在河南林县，就连鸡的食管癌患病率都比其他方高"，是不是食管癌高发地区的环境或饮食中含有致癌因素？

相加庆：这和当地环境、居民饮食习惯等都有关系。

关于林县食管癌高发，曾经有专门的流行病学调查。研究人员到了当地发现，林县老百姓的饮用水主要取自水塘、枯井等，取回来后放水缸里再使用。这个过程中，可能就存在被污染的情况，研究人员取样发现水里含浓度较高的亚硝酸盐，而亚硝酸盐已经被证明是致癌物。

另外，当地老百姓的主要食品不仅营养价值单一（玉米面馒头或一锅掺杂着一点蔬菜的小米粥），而且存储也成问题，那时候没有冰箱，那些食品就直接在室温中保存几天，出现霉变还舍不得扔掉，继续吃。以前当地人还吃一种很特别的腌菜，即在盐水里腌制发酵的蔬菜，不仅没有任何营养，还滋生真菌，直接产生致癌的亚硝酸盐。

除了亚硝酸盐之外，还有哪些饮食方式导致食管癌高发？

相加庆：比如当地人喜欢吃滚烫的食品。研究人员在调查中发现，当地老百姓喜欢吃烫食，高达 80℃ 以上的滚烫食物，直接就吞咽下去。

看过电影《李双双》吗？看看那部电影里的人物是怎么吃饭，就知道食管癌怎么发生了。当地人吃饭的时候，蹲在田埂上，捧着一个大碗，里面是滚烫的可以照见影子的"粥"，就那么直接喝下去。那种吃法，每个环节都是食管癌高发因素：一是滚烫进食；二是一口气喝掉，速度太快；三是食材单一，毫无营养。而且，蹲着进食的姿势，意味着吃进去的滚烫食品在食管中停留时间长，损伤食管的概率更大。

拒绝"滚烫"，拒绝"烟酒生"

滚烫进食对食管癌的发病影响较大，喝茶是不是也对食管癌有影响？

相加庆：福建沿海（如泉州、厦门、福州）、广东偏南一带食管癌发病率也偏高。按道理说那些地区经济相对发达，饮食中也不缺乏蛋白质等，但是因为他们喝茶的习惯，喜欢喝滚烫的茶水或汤，导致了食管癌易发。

"滚烫"到底是如何导致食管癌产生的呢？

相加庆：这种相关性已经有不少研究证实。比如前面提到的林县的调查就是其中之一。前些年，一项针对我国南方地区的研究发现，饮食习惯中，喜欢烫食的人，食管癌的患病风险提高了三倍。越烫，食管癌风险越大。此外，有个很著名的小鼠实验，发现给小鼠饮下75℃以上的烫水后，小鼠的食管会出现急性炎症反应，数日后会出现溃疡和黏膜再生。要知道，这样的损伤就是食管癌的一个诱因。食管被伤害后，需要修复，频繁被伤害，就需要频繁被修复，长此以往，结果变成了癌性修复。

癌性修复是指什么？

相加庆： 就是说，这个过程中，为了适应不良环境，细胞会变形，就存在突变的风险。滚烫的食品或水进去之后，食管表皮总是烫坏，烫坏了，需要修复；刚修复好，或者还没修复好，又被烫坏，如此烫坏——修复——又烫坏——又修复，一直循环，最后导致病理修复就不能正常修复了。这种修复需要更多的营养素。而进食单一，缺乏维生素、蛋白质等补充，同样导致修复能力减弱。

"亚洲红脸"是亚洲人喝酒容易上脸的症状，而亚洲尤其我国又是食管癌高发地区，这种亚洲红脸和食管癌高发之间，是不是有什么关联？

相加庆： 亚洲红脸，主要是指东亚地区喝酒后上脸的人较多，喝一点酒就会脸色发红，甚至出现头痛恶心的症状。这种症状是因为东亚人群中普遍缺乏一种酶，即 ALDH2。缺失 ALDH2 的话，就不能代谢酒精在体内生成的乙醛，而乙醛也是致癌物。烟酒是食管癌的两个危险因素，这是确定的，我国是烟酒消费大国，吸烟喝酒的人数较多。

吸烟、喝酒对食管的伤害又是如何发生的？

相加庆： 爱喝酒、爱吸烟等，都会导致食管伤害的发生。这些刺激性的，如白酒中的酒精会损伤食管的上皮细胞。实际上，就食管癌来说，喝一点点酒并不是非常危险，糟糕的是既喝酒又抽烟，那种烟酒不分家的"烟酒生"，是食管癌高危人群。曾经有个研究发现，既喝酒又抽烟的人患食管癌的风险是其他人群的8.8倍。在临床中，我也发现患者中既抽烟又喝酒的比较多，也就是说，这些患者受到烟和酒的双重伤害。

我在前面提到，食管癌总的发病率有下降趋势，实际上就是食管癌常见的发病因素在逐渐发生变化，比如说，喝劣质白酒、抽烟的比例在下降，营养的状况也得到改善等，总的来说，就是食管癌随着经济条件改善以后发病的情况得到逐步改善。除了一些中心，比如我们医院因为治疗效果较好患者人数增加之外，很多医院的食管癌患者人数都在下降。但是仍然存在地区差异，比如城乡差异，总体上农村地区的食管癌发病率比城市高。

上海地区的食管癌发病率是不是较低？

相加庆：上海不是食管癌高发地区，食管癌可能要排到上海癌症发病率的第7位或者第8位了。在上海，每年食管癌新发病例大概只有1 000多例。

从临床看，上海地区的食管癌患者有什么特点？

相加庆：从来医院就诊的上海患者看，有一些比较有意思的特点。第一是男性，这个和全国整体发病情况一致，食管癌患者中，男性居多。第二是经济条件相对较差。第三是年纪大的单身男性较多，也就是说，基本上是一个人生活。第四，来就诊时基本都是晚期患者，几乎都是拖到实在难受了才来看病，而且陪同来看病的，都是患者的姐姐或妹妹。相当多的上海食管癌患者都有上述特点，生活习惯不好，抽烟喝酒等，都属于不健康生活的人。

晚期食管癌有没有办法

对美国或其他西方国家来说，他们的食管癌发病和我们的有什么不同吗？

相加庆：有明显的差异。虽然都是食管癌，但我们的食管癌和美国为代表的西方的食管癌几乎是两种不同的疾病。

首先从发病原因看就不相同。一是他们不吃滚烫的食品，二是他们不喝白酒。对他们来说，肥胖是一个重要的因素，营养过剩，导致肚子很大，腹压高，贲门的地方就松掉，食物容易反流回来，所以反流性食管炎是他们常见的食管病变疾病，但这和食管癌不是一回事。美国人常见的食管癌病理类型和我国不同，多是腺癌，发生在食管中下端和胃食管结合部，常常和肥胖、反酸、巴雷特食管〔食管下段黏膜的正常组织（复层鳞状上皮），被类似于胃肠道等部位内表面的组织（单层柱状上皮）所替代的一种病理表现。主要表现为反酸、烧心、吞咽困难、胸骨后疼痛等〕等有关。我国常见的食管癌主要发生在食管中上段，病理表现为鳞状上皮细胞癌，发病原因大多和饮食习惯、饮食方式及吸烟喝酒等因素有关。

从凶险性来说，鳞癌的话，转移相对慢一点。但是我们发病率多，情况也比较复杂，美国人食管癌基本都是一个类型，肥胖者多。曾有流行病学调查发现，在美国，食管癌患者以偏胖的黑人居多，同时因为肥胖，手术后并发症较多，不像我国的食管癌患者多数是精瘦的农民，手术难度不大，恢复相对较快。

因为这种差异，所以多年来我们在针对食管鳞癌治疗方面药物相对匮乏，疗效相对也有限，进展缓慢。多年来，对于晚期患者来说，我们往往无法直接手术，需要化疗减小肿瘤才行，但往往疗效非常不好，甚至有时候会发现做不做化疗，效果几乎一样。

那现在有好的办法吗？在治疗方面，目前有好的手段吗？

相加庆：我国食管癌治疗在过去的 50 年里一直无法突破，现在有办法了。以前我们对晚期患者从来不提治愈，但现在我们可以对一个晚期食管癌患者说"有信心治愈"，因为延长生存期甚至治愈部分晚期食管癌，现在有办法了。可以说，免疫治疗对食管癌是个革命性的进步。

为什么这么说？免疫治疗是什么意思？

相加庆：免疫治疗就是用人体自身的免疫系统去治疗肿瘤。我们正常人有 T 细胞（也属于免疫细胞），它们是可以识别并清除癌细胞的，但是在癌症发生时，癌细胞成功逃避了原有的免疫细胞的攻击，换句话说，我们原有的免疫细胞就像警察，但因为坏蛋（癌细胞）用了一些特殊的烟幕弹，导致"警察"无法发现癌细胞，也就不能抓到并消灭它们了。那么能不能在"警察"原有设备失灵的情况下，从外部输送新武器帮助消除癌细胞坏蛋呢？PD‐1/PD‐L1 抗体药就因此大显身手了。也就是说，让抗体药阻断癌细胞 PD - 1/PD - L1 的结合，从而让癌细胞无法藏匿，这种抗体药仿佛给"警察"（免疫细胞）戴上了防毒面具，让它们成功撕破癌细胞的保护层，从而精准捕获坏蛋（癌细胞）。

以前我们看到患者的话，如果是晚期，都没有信心，开刀也是白开，放化疗也是白做，现在就不一样了。因为免疫治疗经常给我们很惊艳的感觉，等免疫治疗后一开刀，甚至发现肿瘤都没有了。

您记得第一个让您感到惊艳的病例吗？

相加庆： 记得。那个患者迄今还活着，他是我给开刀的患者，是晚期患者，当时开完刀以后，也做了化疗，后来复发，有腹腔、胸腔等多处转移了，理论上这个患者只剩下 3 个月左右的时间了。我记得是他女儿陪他来的，当时很绝望，问还有没有办法，那时免疫药国外有，但使用指征在我国还没有获批，我就建议他试试。那个药非常贵，一针 3.5 万，每三周打一针，患者坚持打，打了三次后发现效果很好。现在这种药物的国产药也出来了，价格也不贵，最便宜的两年才 3 万，而且已经纳入医保，这是政府做的大好事。

那个患者打的药物，按照国外那家药企的规定，只要打了四次，后面再打的话，就免费。所以他后来又打了六次。我给他拍 CT，发现肿瘤没了，维持两年，依然没发现肿瘤。除了定期来复查之外，该患者早已生活自如，可以搓麻将、钓鱼、骑自行车了。他最近又要来复查了。

当然也要承认，治疗效果因人而异，不是每一个食管癌晚期患者都有这么好的疗效，所以最重要的还是要预防，做好筛查，尽量远离或早发现癌症。

食管癌筛查和预防推荐建议

高危对象:

年龄＞40岁,并符合下列任一项危险因素者:

1. 来自我国食管癌高发区(我国食管癌最密集区域位于河北、河南、山西三省交界的太行山南侧,尤以磁县为著,在秦岭、大别山、川北、闽粤、苏北、新疆等地也有相对集中的高发区);

2. 有上消化道症状,如恶心、呕吐、腹痛、反酸、进食不适等症状;

3. 有食管癌家族史;

4. 患有食管癌前疾病或癌前病变;

5. 具有食管癌高危因素如吸烟、重度饮酒、超重、喜食烫食、患有头颈部或呼吸道鳞癌等;

6. 患有胃食管反流病(GERD);

7. 有人乳头瘤病毒(HPV)感染。

筛查建议:

食管癌高危人群:

普通内镜检查,每2年一次;

内镜检查病理提示轻度异型增生,每年1次内镜检查;

内镜检查病理提示中度异型增生,每半年1次内镜检查。

预防建议：

1. 不吸烟或戒烟；

2. 少量饮酒或不饮酒；

3. 合理饮食，多食用新鲜水果蔬菜；

4. 加强运动，保持健康体重；

5. 不食用烫食或不饮用较烫的汤或水。

大咖心语

头颈部肿瘤的重要预防措施之一，是戒除抽烟、酗酒等不良生活习惯。

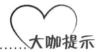

大咖提示

——头颈部细针穿刺是确诊甲状腺癌的"金标准"，通过这种方法可获取部分甲状腺结节组织进行细胞学检查，给出最终定论。

——有甲状腺疾病的患者，吃什么样的盐，要根据自己的身体状况，最好是在医生指导下做出选择。

——判断甲状腺结节的性质时，既要查它的功能，也要查它的形态。建议大家到医院做检查的话，既要做B超查形态，也要验血查功能。

——儿童和青少年时期接触放射性元素的话，更容易导致甲状腺癌发生，年龄越小，成年后患癌的风险越高。

——有家族史的人尤其需要注意，如果发现颈部有肿块或结节，要及时就诊。

嵇庆海

嵇庆海：
几个和甲状腺癌有关的传言

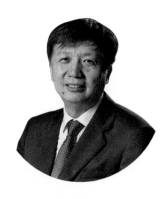

嵇庆海， 1956 年生，教授、主任医师，博士生导师。现任复旦大学附属肿瘤医院头颈部肿瘤多学科综合治疗协作组首席专家，兼任中国抗癌协会甲状腺癌专业委员会副主任委员、上海市抗癌协会甲状腺肿瘤专业委员会主任委员、上海抗癌协会头颈肿瘤专业委员会前任主任委员、意大利内分泌外科协会荣誉会员。从事头颈部肿瘤外科 33 年，擅长甲状腺癌、喉癌、下咽癌及舌癌的临床及基础研究。担任多本中外杂志编委及审稿专家。主持 5 项国家自然科学基金面上项目及上海市重大、重点课题，参编专著 5 部，发表论文 60 余篇，其中 SCI 收录 50 余篇。

嵇庆海教授已经记不得自己做过多少台手术了，倒是从媒体上不时能发现一些"记录"。

2021年夏天就有一个令人难忘的病例：一名50岁的患者摸到自己左侧颈部肿块越来越大，不仅伴随疼痛，而且呼吸日益困难，声音也变得嘶哑，家人赶紧陪她到嵇庆海教授的门诊看病。检查后发现，患者左侧头颈部的肿块已经从颈部蔓延至胸部，占据了整个胸壁，乳房被压迫得不见踪影，左胸皮肤甚至出现破溃。原来，患者是一名甲状腺癌患者，在20多岁时做过手术，但其残存的癌细胞竟然从颈部越过锁骨后一路往下，最终在其左侧乳房上长成状如篮球、重达10千克左右的巨大肿瘤。

作为复旦大学附属肿瘤医院头颈部肿瘤多学科综合治疗协作组首席专家，嵇庆海教授带领头颈部肿瘤多学科团队对该病例认真讨论，确定了治疗方案。2021年8月18日，嵇教授主刀的这场历时6个多小时的手术顺利完成，一段时间后患者顺利出院。

嵇庆海教授在办公室接受访谈时，对那场"惊人的手术"只字未提，而是拿出纸和笔，一边流畅地画出涉及头颈部肿瘤的部分器官，一边耐心地解释和甲状腺癌等有关的部分传言。

筛选出来的甲状腺癌一定要干预吗

甲状腺癌不用筛查因为治愈率高，这种说法靠谱吗？

嵇庆海： 甲状腺是人体最大的内分泌器官，位于颈部甲状软骨下方、气管两旁，形似蝴蝶。在甲状腺后面有四枚甲状环腺。近年来，我国甲状腺肿瘤发病率呈明显上升趋势，发病率为 13.22/10 万人年，在最常见的恶性肿瘤中排名第八。另一方面，随着检测设备的改进和健康体检的普及，被查出甲状腺结节的人越来越多，很多患者因此焦虑不安，担心结节会癌变。

发现结节，要做"两查"。所谓"两查"，第一查形态，临床上通常采用B超等手段来判断肿块和淋巴结的位置、数目、大小和形态等；第二查功能，通过血液指标等手段检查甲状腺的功能和激素水平。甲状腺专科医生往往通过这两项检查来对甲状腺结节进行初步评估，区分"敌我"。

最终确认"敌我"的是头颈部细针穿刺，这是确诊甲状腺癌的"金标准"。通过这种方法可获取部分甲状腺结节组织进行细胞学检查，给出最终定论，比如，到底是良性的，还是恶性的（癌）；是否需要手术等。

对于符合手术指征的病例，我们建议及时手术，以实现早期治疗；如果是对生活质量不造成影响且没有恶变倾向的结节，患者可定期随访；即便已经确诊为癌，如果直径<1厘米尤其是<0.5厘米，无浸润、无其他病灶和淋巴结转移，对生活质量不造成影响，我们仍建议临床随访。临床随访很重要，因为有的微小癌也会转移，所以要根据具体情况做具体分析。比如，体检发现一个3毫米或者4毫米的微小癌，如果是4a或4b、4c的肿瘤，到底要不要做处理？这需要临床医生结合实际情况作出判断和处理意见。

4a、4b、4c 是指什么？是甲状腺肿瘤的等级吗？

嵇庆海：它不是指肿瘤恶性的程度，而是罹患恶性肿瘤的可能性。甲状腺癌的 B 超诊断会有一个分期，医生看到这个分期，就会对这个结节是癌的概率有个较为明确的判断。比如，4a，是指有 20％是癌的可能性，4b 是 40％，4c 则是 60％以上。

需要指出的是，这个分期概率和肿瘤本身的恶性程度毫无关系，比如有的患者诊断为 4a，但他同时可能已经有淋巴结转移了。在我们临床工作中也会发现一些病例，尽管原发灶是一个微小癌，大概只有几毫米，但是已经有很广泛的淋巴结转移，甚至侵犯到神经了。这也提醒高危人群要做好筛查。比如，童年时期有头颈部放射线照射史的人，或者有放射线尘埃接触史的人；由于其他疾病有进行过头颈部放疗的患者；有明显的家族史的人等，10％左右的甲状腺癌是和遗传相关的。

如果是高危人群的话，还是有必要进行筛查的吧。

嵇庆海：这个非常有必要。比如家族性甲状腺癌，它是多原发的，就是甲状腺里面同时几个地方都有癌，这种情况就要及时处理。另外，放射性引起的甲状腺癌，其分化的程度要相对差一些，需要早期发现，早期处理。

现在的问题不是要不要筛查，而是对于筛查出来的甲状腺癌，是不是一定要进行干预。有的肿瘤如果从 5 毫米长到 8 毫米，那就建议开刀开掉，因为它在长大；再比如，如果甲状腺癌有淋巴结转移了，也建议手术开掉；如果甲状腺癌长的位置不是太好，比如说靠近神经，靠近气管等，慢慢发展它会带来一些症状，这些患者就需要定期进行随访，定期检查，必要时进行干预。所以，对于一个患者病情的评估非常重要，也就是，对患者是手术还是继续观察，要做出合适的判断。

女性甲状腺癌发病率较高，育龄期女性得了甲状腺癌，会不会影响怀孕？

嵇庆海：育龄期女性得了甲状腺癌，常常担心术后能否怀孕、已经怀孕对孩子有无不良影响。

对于尚未怀孕的甲状腺癌患者而言，如果符合手术指征，建议先进行以手术为主的综合治疗，待病情控制后再考虑生育，以免怀孕对自身病情和胎儿造成不利影响。对于仅需随访的甲状腺癌患者而言，如果病情长期无进展，体内各项指标都处于正常水平，不必心存担忧，可以咨询专科医生，在经过严格的科学评估之后，可以选择怀孕。

已经选择治疗的甲状腺癌患者能不能怀孕呢？其实，目前尚无任何证据证明甲状腺癌患者治疗后怀孕生育会对小孩造成不良影响。但是从患者角度考虑，建议育龄期甲状腺癌患者最好在治疗结束 3 个月后进行全面检查，在确保病情无复发、身体各项指标正常，且身体状况良好的情况下再考虑怀孕；接受碘 131 同位素放射治疗的甲状腺癌患者，要适当延长怀孕前的随访期，以一年以上为好，经头颈外科及妇产科医生评估之后再选择是否怀孕。

女性如果在怀孕期间查出了甲状腺癌，怎么办呢？

嵇庆海：对于这些已经是"准妈妈"的新发甲状腺癌患者，或者是微小癌随访期间成为"准妈妈"的患者来说，不要轻易终止妊娠。患者只要把握好几个时间点，及时检查，在专科医师的指导下，完全可以顺利妊娠，生下健康的宝宝。除了怀孕初期的检查咨询外，怀孕 3 个月时应当对甲状腺进行一个全方位的检查（当然这些检查一定不能对胎儿造成不良影响），重点还是查"形态"和"功能"：如果此时肿瘤无复发转移或者变大，且机体的内分泌水平处于正常或在药物可控范围内，在满 6 个月的时候再行随访；反之，如果此时肿瘤发生明显进展或者内分泌水平严重紊乱，就要考虑终止妊娠。怀孕 6 个月的时候，如果病情处于稳定状态，建议胎儿分娩之后再选择治疗或者是继续随访；一旦肿瘤出现进展，则应该由妇产科医生和肿瘤科医生联合施治，在治疗肿瘤的同时保证胎儿的健康。当然，这些检查和治疗都必须在正规医院专科医师的指导下进行。

甲状腺结节要不要当回事

甲状腺结节不必当回事，太普遍了，这说法正确吗？

嵇庆海：甲状腺结节检出率太高，虽然结节不一定是癌症，但也不能不当回事。甲状腺的疾病无非就是两种，一种是功能的改变，我们平时所说到的甲亢、甲减就属于这类；另一种是形态的改变，比如结节。结节既有良性结节，也有恶性结节，还有由于代谢影响所致的结节，所以有结节的人很多。

甲状腺形态的异常和功能的异常是有交叉的，一方面，甲状腺功能的改变会产生结节，另一方面，甲状腺的某些结节也会导致甲状腺功能的改变。比如，一个甲亢患者假如有某个局部的增生，它也会形成一些结节状的改变，所以功能异常和形态异常不可能完全分别出来的，这就要求判断甲状腺结节的性质时，既要查它的功能，也要查它的形态。建议大家到医院做检查的话，既要做 B 超查形态，也要验血查功能。

甲状腺良性结节需要开刀吗？什么情况下需要开刀？

嵇庆海： 对于一般的良性结节是可以不处理的，可以长期随访。那么，如果出现下面任何一种情况，就需要进行外科处理：第一，4 厘米以上；第二，有可能是恶性的，发生恶变了；第三，由于肿块压迫影响患者说话和吞咽；第四，位置长得不好，长到胸骨后了。我们甚至可以夸张一点说，在育龄期女性中，80％以上的人都有结节，但这种结节是不要紧的。

甲状腺结节和甲状腺癌之间有什么关系？

嵇庆海： 实际上，甲状腺结节是个形态学描述，不是疾病诊断，需要明确结节的性质是不是肿瘤，如果是肿瘤的话，是良性还是恶性；而甲状腺癌是明确的疾病诊断，是一种恶性肿瘤。大众关心的问题是：甲状腺结节会不会变成甲状腺癌？这就很难说清楚，需要有科学依据。

甲状腺结节和甲状腺癌之间有没有必然的关系，这是一个复杂的科学问题，科学家需要做更多的临床和基础研究，去搞清楚他们之间的关系，比如是甲状腺结节一开始长出来就是恶性的，还是从良性变成恶性；或者是从其他性质变成肿瘤，还是长出来时是良性的不会变成恶性，至少我们目前都还没有满意的答案。

碘和甲状腺癌之间不能完全划等号

碘盐导致甲状腺结节，这种判断有道理吗？

嵇庆海： 碘代谢在甲状腺内进行，与甲状腺结节肯定是有关的，碘的过多和缺失都可能会引发甲状腺结节。像我国部分边远山区的地方性甲状腺肿就是因为缺碘。

为什么缺碘会导致甲状腺结节呢？这是跟甲状腺这个器官的功能密切相关。甲状腺要生产人体所需的甲状腺素，生产过程中，必须用到碘，如果长期缺碘，身体合成的甲状腺素不够，反过来会刺激甲状腺增生，出现甲状腺肿，俗称"大脖子病"。1978 年，我国为了防治地方性缺碘性疾病——大脖子病，开始在盐里加碘。另外，碘代谢对婴幼儿、儿童时期的大脑发育至关重要。碘缺乏会影响大脑发育，所以需要补充碘。

为什么碘过多也会导致甲状腺结节呢？现在有些理论是这样解释的，由于体内碘的水平过高，会抑制甲状腺吸收碘的功能，主要表现在向细胞内转运碘的能力下降，甲状腺素合成减少，促进了甲状腺肿的发生。

因此，碘盐跟甲状腺结节的发生是相关的。

越来越多的甲状腺癌出现，这和碘盐有关吗？

嵇庆海： 没有直接的关系。之所以现在大家感觉甲状腺癌越来越多，是由于大家的健康意识增强了，体检也越来越频繁，检查的仪器设备越来越好，所以能查出来的甲状腺癌越来越多，这是发病率增加的一个主要原因。也就是说，现在科技和医学的发展使得原来看不到的甲状腺癌也能筛查出来，这和碘盐没有关系。食用盐加碘预防地方性碘缺乏疾病，也是由于经济发展后经济条件允许，政府采取的防病措施，两者都是社会经济发展的结果，我只能说，两个现象同时发生了，但没有证据说明两者是有关联的。

加碘盐是为了防治地方病。其实，是否需要加碘是因人而异的，如果当地食物来源里已经有充足的碘，是不需要再加碘了。再比如，一个甲亢的患者就不能加碘。有甲状腺疾病的患者，吃什么样的盐，要根据自己的身体状况，最好是在医生指导下做出选择。

甲状腺癌的致病因素有哪些？

嵇庆海：和其他恶性肿瘤一样，甲状腺癌明确的致病原因目前并不十分清楚，但一般认为甲状腺癌的发生有以下几个因素。第一从甲状腺癌发病率看，女性比男性多，这可能和女性的雌激素水平有关。第二是放射性元素，这是很主要的一个因素。就像我前面提到，儿童和青少年时期接触放射性元素的话，更容易导致甲状腺癌发生，年龄越小，成年后患癌的风险越高。第三是家族遗传史，但这部分患者不多，只有10%左右的甲状腺癌患者有明显家族史，呈常染色体显性遗传。第四是环境的因素。环境的变化对甲状腺癌的影响不可忽视，比如前面说的有放射性元素的环境，以及水的质量等。

预防方面，避免放射性元素的污染，尤其是婴幼儿和儿童，因为放射性照射或放射性物质的环境是导致甲状腺癌发病的高危因素。其次，注意体检，做好甲状腺功能检查和超声波检查。此外，有家族史的人尤其需要注意，如果发现颈部有肿块或结节，应及时就诊。

甲状腺癌的发生和饮食关系大吗？

嵇庆海：这很难说。某类食物和肿瘤的直接关系，需要科学证据，需要做动物实验，也需要人群队列的证据。在做体外试验的时候，在高碘状态下有可能会导致病变、会致癌，但这种高碘状态不是我们人体能承受的，这样的剂量，通过食物进入人体内，需要非常漫长的时间，是积累起来的，这样的情况在现实生活中不太可能出现。

喉癌、口咽癌及舌癌的发生和发现

除了甲状腺癌，喉癌、口咽癌及舌癌等头颈部肿瘤的发病率如何？

嵇庆海：一般来说，头颈部肿瘤有三类：头颈部鳞癌、唾液腺肿瘤和甲状腺肿瘤，头颈部鳞癌包括喉癌、口咽癌及舌癌等。从发病率来看，这些头颈部恶性肿瘤发病率不算高，但从我们医院临床资料来看，患者数量也不少。除了甲状腺癌的发病率是女性高于男性，喉癌、口咽癌及舌癌等头颈肿瘤患者中，男性比例超过女性。这大概是因为男性所受外界刺激比女性多，比如男性抽烟喝酒等不良习惯比女性多。

头颈部肿瘤的发病原因有哪些?

嵇庆海: 关于头颈部肿瘤的发病原因,目前并没有确切的证据,其准确的发病原因尚未清楚,但可以确定的是,它们的致病因素是多重而非单一的,包括放射性接触、不良生活习惯、慢性刺激、病毒感染、炎症及营养缺乏等。

这当中,不良生活习惯是导致喉癌、下咽癌及舌癌等头颈部肿瘤的主要原因,就像前面提到的抽烟、喝酒。烟草是口腔癌、口咽癌的公认致癌因子,也是喉咽癌的可能致癌因素。实际上,食道癌患者多的地方,喉癌患者也较多,它们都和抽烟、喝酒、喜欢高热食物等有关。所以,从这方面来讲,头颈部肿瘤的重要预防措施之一,是戒除抽烟、喝酒等不良生活习惯。

除了抽烟喝酒外,病毒感染如人乳头瘤病毒,尤其是高危亚型HPV16 感染等,也和舌癌、口咽癌、喉癌相关。同时,也有其他具体的、与之对应的原因,比如舌癌和口腔卫生有关。

我们如何才能早点发现头颈部肿瘤的迹象呢?

嵇庆海: 恶性肿瘤的早发现、早治疗很重要,但是就头颈部肿瘤而言,早期症状往往都不典型,一般是以出现颈部肿块最为常见。由于早期症状不明显,不影响患者的生活,所以一般不会引起重视。比如有的甲状腺癌患者会一直拖到颈部肿块明显才去就诊。在我们医院,经常发现一些患者原发灶不大,但继发灶很大,也就是说,这些患者都是出现转移症状才来看病。

头颈部肿瘤的早发现相对比较困难，而且有的时候还容易出现误诊，比如喉癌早期容易被当作慢性咽喉炎治疗，患者觉得是慢性咽喉炎，吃吃消炎药，不咳嗽了就觉得自己好了，也不做进一步检查，往往耽误了病情。因此，如果咽炎反复发作，咽喉不适、吞咽不适等，要及时就诊；如果头颈部肿块时间较长，也不消退，那也要尽快就诊，并做相关检查，以便进一步治疗。

特别提示

甲状腺癌筛查和预防推荐建议

高危对象：

1. 童年期头颈部放射线照射史或放射线尘埃接触史者；

2. 由于其他疾病，头颈部进行过放疗的患者；

3. 有分化型甲状腺癌（DTC）、甲状腺髓样癌或多发性内分泌腺瘤病 2 型（MEN2 型）、家族性多发性息肉病及某些甲状腺癌综合征（如 Cowden 综合征、Carney 综合征、Werner 综合征和 Gardner 综合征等）的既往史或家族史（有血缘关系）；

4. 甲状腺结节＞1 cm，且结节生长迅速者；

5. 甲状腺结节＞1 cm，伴持续性声音嘶哑、发声困难、伴吞咽困难或呼吸困难，并可排除声带病变（炎症、息肉等）；

6. 甲状腺结节＞1 cm，同时颈部淋巴结肿大；

7. 降钙素高于正常范围者；

8. *RET* 基因突变者。

凡有上述情况之一者，均系甲状腺癌高危对象。

筛查建议：

1. 甲状腺筛查要同时进行功能检查和形态检查。

2. 一般人群：目前没有用于甲状腺癌早期检测或常规筛查的标准试验。

临床颈部体检：20～29 岁，每 2～3 年 1 次，30 岁以后每年 1 次。

颈部超声检查：30 岁后每年 1 次（包括甲状腺、颈部、锁骨上部）。

3. 甲状腺癌高危人群：颈部超声（包括甲状腺、颈部、锁骨上部）检查，每年一次。

4. 女性孕前和哺乳期结束时，建议分别进行一次颈部超声检查。

预防建议：

1. 避免头颈部放射线照射和放射性尘埃接触史；

2. 健康生活，合理饮食，增加运动；

3. 合理疏导不良情绪。

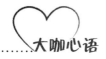

大咖心语

胰腺这个位置，就像上海的徐家汇商圈，上面有天桥，下面有地道，周边南来北往，还有一些交错的小马路，非常复杂。

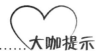

大咖提示

——胰腺癌五年生存率平均只有8%。

——胰腺癌很难早期发现的原因，除了位置隐匿，发现不易之外，检查也难，不容易查到。内镜下切除癌前病变，是有效的预防手段。

——目前医学界已经认定，吸烟、出生时体重过大、成人超重和肥胖、糖尿病、慢性胰腺炎、有胰腺癌或胰腺炎家族史，以及某些特定的遗传病是胰腺癌的危险因素。

——三个征兆要重视：不明原因的上腹部不适或腹痛；越来越消瘦和乏力；不能解释的糖尿病或糖尿病突然加重等。

——我们对胰腺癌患者的要求是四条腿的（猪牛羊等）少吃，要控制；两条腿的（鸡鸭）、一条腿的、没有腿的多吃。

倪泉兴

倪泉兴：
胰腺癌的几大难题

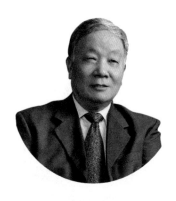

倪泉兴，1945年生，主任医师、博士生导师、复旦大学附属肿瘤医院终身教授、胰腺肝胆外科名誉主任，上海市胰腺肿瘤研究所、复旦大学胰腺肿瘤研究所名誉所长，曾任中国抗癌协会胰腺癌专业委员会主委、上海市抗癌协会胰腺癌专业委员会主委等，从事外科医教研工作近50年，对处理胰腺、肝脏和胆道各种良恶性疾病有非常丰富的临床经验，在胰腺肿瘤的诊治方面享有很高的地位。发表论文100余篇，主编参编专著10余部。曾获上海医学科技奖、上海市优秀发明奖等奖项。

医患关系是一个单纯的名词，这些年在舆论中被"强行"添加了一些负面色彩的形容词，甚至某些时候还被渲染成矛盾、冲突的代名词。实际上，医生和患者之间的相互信任、彼此依存的关系一直是主流，尤其是在临床工作多年的医生，都有不少宛如老友的患者。

复旦大学附属肿瘤医院胰腺肝胆外科的创始人倪泉兴教授就有不少这样的老友，然而，在他的老朋友中，胰腺癌患者屈指可数。"20多年的老朋友只有一个。"倪教授说起的这个老朋友，是一名65岁的胰腺癌患者，他先后给这名患者做过两次手术，预后情况很不错。

这些年来，倪教授最高兴的一件事是接到患者们的问候电话，或者是来医院和他打个照面，因为这是好的信号，意味着他们告诉他："倪医生，我还在。"

倪泉兴和他的患者朋友如此珍惜这样的问候，是因为现实的残酷。胰腺癌被称为"癌中之王"，绝大多数患者一确诊几乎已是晚期，换句话说，患者一旦确诊为胰腺癌，就仿佛听见死神在敲门，不幸的是，死神大部分时候破门而入：胰腺癌五年生存率平均只有8%。据说癌症患者圈里，过去曾经有这样一个传说：10个胰腺癌患者9个都会死，剩下那个是医生看错了，不是胰腺癌。

努力让患者活得长一点，活得好一点，是倪泉兴教授和同行们努力攻克的堡垒。另一方面，尽量实现胰腺癌的早发现、早诊断、早治疗，也是目标。

胰腺位置隐匿、功能强大

胰腺到底是什么器官？它有哪些功能？

倪泉兴：老百姓对胰腺这个器官不熟悉，它不像胃、肝、肺、心脏、肾脏等是大家熟悉的器官，中医里都没有胰腺这个脏器。其实胰腺和胃、肠一样，属于消化器官，是人体第二大腺体，也是消化作用最强的器官。比如，我们日常饮食中，吃进去的食物如肉、鱼、鸡蛋、面条、包子等，都需要在消化酶的作用下消化。消化酶，就存在于胰腺分泌的胰液中，它在食物消化过程中起着一号主角的作用。

具体来说，胰液经由胰管排出，进入十二指肠参与食物的消化。胰腺每天会分泌750～1 500毫升的胰液，主要包括各种消化酶，这些消化酶日夜工作，勤奋地消化我们每天摄入的糖、蛋白质、脂肪等物质。所以一旦某种疾病引起胰腺功能受损时，胰液分泌不足，也就意味着没有足够的消化酶来干活，不能完成身体所需的营养物质的消化工作，所以就会导致我们食欲下降、上腹饱胀、消化不良，甚至拉肚子。

另一方面，位于胰腺上的胰岛分泌的胰岛素是人体糖代谢不可缺少的物质，如果胰岛素分泌不足，那就可能会患糖尿病。

此外，胰岛还分泌胰高糖素、生长抑素、胃泌素等各种激素。由此可见，胰腺的功能非常强大。

胰腺的位置很不好找到，到底它躲在我们身体哪个地方？

倪泉兴：胰腺的解剖位置在腹膜后，在胃和结肠的后方，它周围毗邻的器官较多，上面有肝脏、胆囊，左边有脾脏，后边有肾，周围都是血管，有腹主动脉、下腔静脉、肾静脉、左右肾动脉，还有肠系膜血管、门静脉、脾静脉等，这些血管都在这里交织。而且，胰腺头部被十二指肠包裹，胆总管跟胰管交会进入十二指肠。所以胰腺这个位置，就像上海的徐家汇，上面有天桥，下面有地道，周边南来北往，还有一些交错的小马路，非常复杂。

但是胰腺非常重要，是一个具有内、外分泌功能的器官，内分泌的话，能分泌胰岛素、高血糖素，还有其他一些不知名的激素等；外分泌主要是胰液里的各种消化酶，比如淀粉酶、脂肪酶、蛋白酶、磷脂等，帮助消化。也就是说，进入身体的食品都要通过它的消化，再进入肠道吸收，然后才能到肝脏去加工。肝脏是一个加工厂，也是一个解毒所，重要物质合成也在那里，蛋白、激素、抗体等合成都在那里完成。

所以，胰腺的这个位置决定了它比较难以感知，它躺在后面，位置非常隐蔽，症状就不容易显示出来，早期肿瘤自然很难早期发现。

体检能查出胰腺癌吗

胰腺癌是什么样的恶性肿瘤？

倪泉兴：胰腺癌属于消化道常见的恶性肿瘤之一，也是一类侵袭程度极高的恶性肿瘤，它的早期诊断率非常低，而且也容易出现血行转移

（癌细胞进入血管转移到其他部位）、淋巴转移及神经侵犯等，所以胰腺癌患者的长期生存率，比如我们常说的 5 年生存率较低。

说起生存率，苹果公司前任总裁乔布斯确诊胰腺癌后生存了 8 年，怎么做到的？

倪泉兴：乔布斯罹患的癌症和我们常说的胰腺癌不太一样，他患的是胰岛细胞癌，属于神经内分泌癌。而我们通常所说的"癌中之王"胰腺癌，则是起源于胰腺导管上皮的恶性肿瘤。这是两种疾病，诊断不同，治疗方式不同，预后也不同，无法比较。

胰腺癌早期发现非常难，不同部位的胰腺癌是不是出现的信号或症状也不同？

倪泉兴：根据癌症发病部位，胰腺癌可分为胰头癌、胰体癌、胰尾癌和全胰癌。相比起来，胰头癌由于位置靠近胆管，出现症状相对早，肿瘤压迫胆总管，阻塞胆汁的排泄，所以胆色素会退流、渗入到血液里，引起黄疸、尿黄赤，由于肠道缺乏胆色素产物，胰酶缺乏，引起腹泻、大便颜色变浅等，这样的情况下，我们可以相对早一点发现。

而胰体癌，会有疼痛的症状，因为胰体与腹腔的神经丛毗邻，出现病变会波及神经，引发疼痛，尤其是平卧时较重。胰尾癌所处的位置没有重要的空腔脏器和神经丛，早期症状非常隐匿，也没有疼痛症状，等脾脏肿大后，波及十二指肠和横结肠脾曲，已经是晚期了。所以不同位置的胰腺癌，症状是不一样的。但也有的患者没有任何症状，是在体格检查中发现的，都是相对早期的患者。

体检能检查出来吗？

倪泉兴：做普通的体检，比如普通的 CT 有时候还做不出来，要做增强薄层 CT。一般的 B 超难以发现。B 超检查胰腺癌，需要有经验的医生才能去发现胰腺上比较大的肿瘤，小的肿瘤是很难发现的。所以体检中检查胰腺功能做腹部 B 超时，务必严格遵循空腹要求，即前一晚清淡饮食，食后禁食一夜，检查前禁食早餐，否则因饮食在胃肠道中的残留，以及促进胰腺分泌的碳酸氢盐遇胃酸后产生的气体，会增加检查胰腺状态的难度。

这也是为什么胰腺癌很难早期发现的原因，除了位置隐匿，发现不易之外，检查也难，不容易查到。

胰腺癌有敏感的肿瘤标志物可以做相关检测吗？

倪泉兴：一些我们熟悉的肿瘤标志物，比如肝癌的话，检查甲胎蛋白，即 AFP，它是诊断原发性肝癌的特异性肿瘤标志物；比如卵巢癌就可以查一下糖类抗原 CA125，即卵巢癌的传统指标；比如前列腺癌的话，可以查 PSA 等，但是对胰腺癌来说，这些肿瘤标志物都不敏感。目前胰腺癌最主要的、也是相对比较敏感的肿瘤标志物是 CA199，即糖类抗原 CA199。

从临床统计看，哪些人群属于胰腺癌高危人群？

倪泉兴：目前医学界已经认定，吸烟、出生时体重过大、成人超重和肥胖、糖尿病、慢性胰腺炎、有胰腺癌或胰腺炎家族史，以及某些特定的遗传病是胰腺癌的危险因素。另外，常吃、多吃红肉、烤肉、腊肉以及腌制品等加工肉类，嗜酒，常喝含糖饮料，甚至有牙周病等，也可能增加患胰腺癌风险。因此，这些人群更要做好胰腺癌检查或筛查。

对这些高危人群而言，平时要做好哪些检查？

倪泉兴：按照医生要求，老老实实地定期做各种必要的检查。主要有三点：一是看是否有糖尿病，如果有的话就要注意胰腺癌风险，糖尿病患者患胰腺癌的概率是正常人的两倍；二是查查肝脏的功能，如果患者白蛋白下降或者慢性炎性指标（γ谷氨酰转肽酶、碱性磷酸酶等）升高，有可能跟胰腺肿瘤有关，同时检查一些肿瘤标志物，比如医生检查常选择的 CA199，再加上 CA50、CEA 等，也有少数胰腺癌患者的甲胎蛋白升高（腺泡细胞癌）；三是借助 CT、磁共振、B 超等检查办法，B超检查要注意空腹，如果有经验的医生通过 B 超检查可以发现 2 厘米左右的肿瘤。相对来说，CT 是目前为止诊断胰腺癌较好的方法，磁共振也不错，但作为面上的观测，磁共振不如 CT。此外，就是 PET－CT 检查，它最大的好处是可以发现肿瘤负荷和代谢的高低。

胰腺癌的"危险信号"不可忽视

除了定期检查之外，还有哪些身体信号需要注意？

倪泉兴：胰腺癌的很多信号容易被忽视或被当作其他疾病。比如，我们一些患者出现上腹轻微不舒服，或者体重减轻，或者腰背部不舒服，往往首先想到胃、腰肌劳损，消瘦的话会认为是自己胃口不好，没有想到不明原因消瘦可能是胰腺癌的一个征兆。

中上腹痛，有时候内科医生也往往当胃病来治，当作溃疡病、慢性胃炎来治疗，右侧上腹痛的话，会被误作胆囊结石、胆囊炎，有的患者因为有溃疡，所以出现症状也容易被当作十二指肠溃疡来治疗，结果耽误了胰腺癌的诊治。不仅是患者，包括部分医生也想不到：中上腹隐痛，有时隐藏着一个比胃病更麻烦的疾病，即胰腺肿瘤。

另外，还有一部分胰腺癌患者觉得消瘦是因为自己有糖尿病所致，实际上糖尿病患者发生胰腺癌的概率是正常人的两倍，而且胰腺癌患者的血糖也会升高，所以如果出现近期不明原因的血糖升高，就要怀疑是否为胰腺癌。

除了消瘦、腹胀、腰酸背痛这些信号，还有哪些征兆？

倪泉兴：消化不良，比如肚子胀、屁多。排除因摄入红薯、豆荚、面食等产气过多的食品因素，如果一段时间总是出现腹胀的情况，那就要考虑是不是胰腺功能不足了。胰腺功能不足，即胰酶少了，这些物质不能消化，就会发酵，在大肠里发酵后就会肚子胀，会放屁。这些都是酶不够的原因。

为什么酶不够呢？就是跟胰腺相关的疾病，或者胰腺导管出口的地方有阻塞，包括壶腹部、十二指肠乳头、胆管下端等都可能出现恶性病变，所以与此相关的症状诸如胃口不好、中上腹不舒服、腰背酸痛等都会出现，临床上尤其要注意那种躺着加重、坐起来减缓的疼痛，以及静息性和晚间加重的疼痛。

总体来说，这三个征兆要重视：不明原因的上腹部不适或腹痛；越来越消瘦和乏力；不能解释的糖尿病或糖尿病突然加重等。

从预防方面讲，有哪些生活习惯可以降低或避开胰腺癌的风险？

倪泉兴：有长期吸烟史，胰腺癌家族史，近期有糖尿病发生而无糖尿病家族史，有胰腺慢性疾病等的人群为胰腺癌的高危人群，应调整生活方式，并进行有针对性的检查，做到早诊早治。

对胰腺癌高危人群来说，要积极戒烟，控酒，及时治疗急慢性胰腺炎和胆道疾病，并养成健康的饮食习惯，适当多吃些粗粮、蔬菜和水果，少吃高脂肪、高热量、熏烤煎炸食品及腌制食品等，同时要坚持适度的体育锻炼以及户外活动。

哪些胰腺癌患者治疗效果好

胰腺癌治疗效果不错的患者有哪些共同点？哪些方面决定胰腺癌的治疗效果？

倪泉兴：效果比较好的话，从疾病方面来看，首先看肿瘤的类型。① 相对来说，这些患者的病程比较短，发现相对较早；② 病理上来说也比较轻，属于Ⅰ～Ⅱ期的患者；③ 肿瘤分化的类型比较高，比如高分化，基本上接近正常，而不是低分化、差分化或未分化的。低分化的就是分化得很差，未分化指根本没有分化，是原始细胞，所以会乱长。

其次，淋巴结是否有转移。淋巴结转移得很多的，那么我们还要看淋巴结转移率，一般来说，我们做胰头癌，要求清扫 15 个以上淋巴结，胰体癌要清扫 12 个以上淋巴结。如果患者淋巴结检测出都没有发现转移，那么预后就会好一些；如果转移 1/3 以上了，有的甚至一半以上的淋巴结转移，那效果就比较差。

第三，神经有没有侵犯。胰腺癌是嗜神经侵犯，会沿着神经纤维走，所以如果已经出现神经侵犯了，那治疗效果也不好。

第四，脉管里是否有癌栓，如果有，肯定效果不好。例如肠系膜上静脉、门静脉里有癌栓，治疗效果更差。

除了疾病本身的特点，还有哪些方面会影响治疗效果？

倪泉兴：心态。有的患者一确诊，真的被吓死，吃不下饭睡不着觉，一蹶不振，免疫力也下降。要知道，好的心态也是免疫力，所以我对患者的要求是 16 个字：精神振作，营养保证，适当运动，配合治疗。

精神振作就是心态要好。我们跟别人开玩笑说，所有的人从生出来到死都是走一条路，每个人都要去终点报道，活着的时候，要活好每一天。要正确对待，我们给患者反复强调这一点。

第二是营养保证。我会告诉患者，要保证各种营养成分都要有，不要听那些偏方说这不能吃，那不能吃。我跟患者开玩笑说：什么不能吃？毒品不能吃，烟酒不能吃，过期食品不能吃，坏掉的食品不能吃，没有商标的食品不能吃；还有国家规定不能吃的，比如穿山甲、珍贵的保护动物等不能吃。另外，太甜的，太油的不能吃，做了手术后，太辣、太粗糙的、刺激的东西不能吃；不容易消化的贝类，比如鲍鱼等也少吃。

总体上，我们对胰腺癌患者的要求是四条腿的（猪牛羊等）少吃，要控制；两条腿的（鸡鸭）、一条腿的、没有腿的多吃。没有腿的食物如鱼虾，一条腿的食物是什么呢？是世界上最多的，亭亭玉立站着生长的——各种植物。蔬菜很重要，像十字花科类蔬菜，就是开出来的花是十字型的蔬菜要多吃，因为里面含有一种成分叫做去甲基异硫氰酸酯，本身就是抗氧化、防肿瘤的东西。

第三是适当活动。根据自身情况酌情活动，比如在空气新鲜的地方打打太极拳，在树林里、在阳光下漫步等。阳光很重要，因为阳光下的有氧活动可以增加体内结合蛋白-I，它具有抗氧化的作用。

第四是配合治疗。有的是患者自说自话，有的是家属自说自话，比如术后给他放胃管、营养管，他自己拔掉，你叫他用什么药他偏偏不用，你叫他不要吃那个药，他偏要弄来吃。不配合医生治疗，治疗效果就会打折扣。

总之，胰腺癌虽然五年生存率较低，但也有办法通过生活方式的干预，通过早发现、早确诊、早治疗来改善预后。对普通人来说，尽量保持良好的生活习惯和心态，定期做好体检。如果发现身体的异常情况，应尽早就医，保持良好的心态，配合医生治疗。

胰腺癌筛查和预防推荐建议

高危对象：

40 岁以上，特别是 50 岁以上，伴有下述任意 1 项者（第 6 项因素会增加胰腺癌风险，但一般不做筛查）：

1. 有胰腺癌家族史、糖尿病史；

2. 有长期吸烟、饮酒、高脂肪和高蛋白饮食史；

3. 无明显诱因的中上腹饱胀不适者，有腹痛、腹泻、肛门排气增多者，有食欲不振、乏力、消瘦或腰背部酸痛等症状者；

4. 慢性胰腺炎反复发作者，尤其合并胰管结石的慢性胰腺炎；主胰管型黏液乳头状瘤、黏液性囊性腺瘤、实性假乳头状瘤患者，血清 CA199 升高，或 CA125、CA50、CEA 升高者；

5. 无家族遗传史的新近突发糖尿病患者；

6. 有幽门螺杆菌（Hp）阳性、口腔牙周炎史者、黑斑息肉病（伴有口唇周围、肛门周围色素沉着，肠道多发性息肉综合征）等。

筛查建议：

1. 上述对象以 CA199、CA125、CEA 等肿瘤标志物的血检结果结合腹部 CT、MRI 进行筛查，B 超也能提供相应的帮助；

2. 上述人群尤其是有家族史者和已有胰腺病变者每年一次 CT 或 MR 检查；

3. 对于胆管下端、壶腹、胰头部小胰癌（＜2 cm），有时需通过超声内镜，甚至 PET - CT 检查；

4. 若有黑色素瘤、肾脏透明细胞癌、乳腺癌以及卵巢癌病史者，也应注意胰腺肿瘤筛查。

预防建议：

1. 戒烟、控酒；

2. 提倡清淡、易消化、低脂肪饮食；

3. 多食禽类、鱼虾类食物，提倡食用十字花科蔬菜，多选食西红柿、青菜、白菜、萝卜、西兰花以及饮茶等；

4. 提倡户外有氧活动；

5. 为防止良性病变恶化，有胰管结石、导管内黏液乳头状瘤和囊性腺瘤或其他胰腺良性病变患者应及时就医；

6. 注重定期体检。

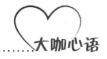

大咖心语

血液和淋巴都是能在身体里看到的，血是红色的，淋巴液是指在淋巴管内流动的透明液体，像水一样的几乎无色。

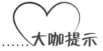

大咖提示

——每年我国大概有 10 万名新发淋巴瘤患者，其中有不少年轻患者。

——恶性淋巴瘤患者中，男性多于女性。非霍奇金淋巴瘤的发病率更高，恶性程度也更高。

——淋巴系统遍布全身，是人体内重要的防御功能系统，既可以清除机体内的异物、细菌等，也能有效阻止微生物等经淋巴管进入机体。

——淋巴结肿大非常多见，可发生于任何年龄段人群，也可见于多种疾病。

——淋巴瘤可发生在淋巴结，也可发生在淋巴结以外的脏器，比如脾脏、胃肠道、乳腺、甲状腺、肺部等。

洪小南

洪小南：
淋巴瘤的认识和发现

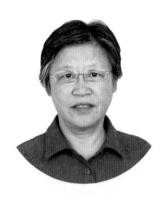

洪小南，1951 年生，复旦大学附属肿瘤医院肿瘤内科主任医师、淋巴瘤多学科综合治疗组首席专家，加拿大多伦多大学、美国卡玛诺斯癌症研究所访问学者。现任上海市抗癌协会淋巴瘤专委会名誉主委、青年委员会顾问，癌症康复与姑息治疗专委会顾问。曾任中国抗癌协会临床化疗专业委员会、淋巴瘤专业委员会副主任委员，华东地区肿瘤医院淋巴瘤专家组组长，上海市抗癌协会淋巴瘤专业委员会主任委员。曾获上海市科技进步奖三等奖，发表论文 30 余篇，参编专著 11 部，担任《中国癌症杂志》《抗癌》《肿瘤》杂志编委。

一般来说，年龄的增长会导致恶性肿瘤的风险增加，大多数癌症似乎都远离年轻人，但也有一些例外。比如淋巴瘤，这种起源于淋巴造血系统的恶性肿瘤，会光顾年轻人。

几年前曾经有一部电影进入大众传播的视野。2015 年，电影《滚蛋吧，肿瘤君》看哭了无数人，该片在当年 8 月上映，曾创造了历年 8 月上映华语电影的最高票房纪录。那部电影是根据漫画家熊顿的同名作品改编的，女主人公原型即熊顿本人，影片讲述了她真实的抗癌经历。熊顿所患的恶性肿瘤正是淋巴瘤。

实际上，像熊顿那样罹患恶性淋巴瘤的青年并不在少数。每年我国大概有 10 万名新发淋巴瘤患者，其中有不少年轻患者。

"血液和淋巴都是能在身体里看到的，血是红色的，淋巴液是指在淋巴管内流动的透明液体，像水一样的几乎无色。"复旦大学附属肿瘤医院肿瘤内科主任医师、淋巴瘤多学科综合治疗组首席专家洪小南教授说。淋巴系统是什么？淋巴结肿大是怎么回事，它和恶性淋巴瘤有什么关系？为什么要重视？恶性淋巴瘤早期有什么症状吗？又如何被发现呢……这些问题，洪小南教授都一一做了详细介绍。

恶性淋巴瘤为什么不叫淋巴癌

一般来说，我们都习惯于把恶性肿瘤叫做癌症，比如胃癌、肺癌等，为什么恶性淋巴瘤不叫淋巴癌？

洪小南：这个问题涉及恶性肿瘤命名的问题。

先说"癌"。我们一般把上皮组织来源的恶性肿瘤称为"癌"。上皮又是指什么呢？我们把空腔的地方、有腔隙的地方都有上皮组织，比如鼻腔、口腔里的黏膜，胃、食管、肺、膀胱或者子宫里面都有一层内膜的上皮，这些长在上皮组织的肿瘤就叫癌。其命名方式为：部位加组织来源再加"癌"字，比如"膀胱移行细胞癌"，即膀胱（部位）＋移行细胞（组织来源）＋癌；"子宫颈鳞状细胞癌"就是子宫颈（部位）＋鳞状细胞（组织来源）＋癌。

还有一种叫"肉瘤"，我们把间叶组织（比如纤维组织、脂肪、肌肉、骨、软骨）来源的恶性肿瘤称为肉瘤，如背部脂肪肉瘤等，这种命名方式一般是部位加组织来源再加上"肉瘤"二字。以前淋巴瘤也被叫做淋巴肉瘤，后来发现淋巴造血系统是独立的一个系统，而且它也不是长在上皮上的，所以叫淋巴瘤。很多老百姓是搞不清楚这种区别的，比如他原来是胃癌患者，后来发现淋巴结长大了，于是来看病的时候说要看淋巴瘤。这其实是不对的，从其他地方转移过来的是淋巴癌，准确来说叫"淋巴结转移性癌"。这个胃癌患者是胃癌转移到淋巴结而已，不是淋巴瘤，因为淋巴瘤是淋巴系统原发的一个毛病。

其他特殊命名的瘤还包括：① 在瘤前冠之"恶性"二字，如恶性淋巴瘤、恶性黑色素瘤；② 以母细胞瘤命名，如神经母细胞瘤；③ 以人名来命名的，如霍奇金淋巴瘤（Hodgkin 淋巴瘤）、尤文瘤（Ewing瘤）；④ 含三个胚层组织成分的肿瘤，如畸胎瘤；⑤ 根据肿瘤形态命名的，如骨巨细胞瘤等。

人体的淋巴系统是怎么回事呢？主要有哪些部分构成？

洪小南：人体的淋巴系统主要包括：一是淋巴管道，就跟我们的血管一样，它是全身连接起来的，而且往往会伴随着血管，在有的地方淋巴系统管道和血管是并排的；淋巴管道有很小的管子比如毛细淋巴管，也有大一点的管道如淋巴干以及淋巴导管等。二是淋巴组织，淋巴组织中，我们最常见就是淋巴结。第三是淋巴器官，包括中枢淋巴器官，比如骨髓、胸腺等，这两个地方是产生淋巴细胞的，如 B 细胞、T 细胞等；外周组织中也有淋巴器官，比如扁桃体、脾脏、舌根、鼻咽等，也都属于淋巴器官。

淋巴组织存在于我们身体的各个部位，除了头发、牙齿和指甲以外，我们的全身都可以有淋巴组织，胃里、肺里等都可以有。在肺里的淋巴组织生病，我们叫它原发肺淋巴瘤，在胃里就叫原发胃淋巴瘤，也就是看它在哪个位置，就叫什么部位的淋巴瘤。但是如果一个人全淋巴系统都有淋巴瘤，胃、肺、肝脏也有，这种情况就不叫某个部位原发的淋巴瘤。原发意味着只有一个部位有淋巴瘤，或者周围只有一点点淋巴结里有，比如只有胃里，或肺里。

淋巴瘤到底是什么

淋巴系统有什么作用？

洪小南：淋巴系统遍布全身，是人体内重要的防御功能系统，既可以清除机体内的异物、细菌等，也能有效阻止微生物等经淋巴管进入机体。而且，对于罹患恶性肿瘤的人来说，淋巴系统还可以起一个阻挡的作用，这涉及我们所说的引流的淋巴区域，在淋巴结引流区域阻挡移动的癌细胞。但是癌细胞也会在淋巴结里头继续生长，再通过淋巴管转移到身体的其他地方。

那淋巴瘤到底是什么呢？我国发病率如何？

洪小南：淋巴瘤就是起源于淋巴造血系统的恶性肿瘤，是淋巴细胞及其前体细胞的克隆性增生而形成的。根据不同的淋巴细胞起源，可以分为 B 细胞、T 细胞和 NK 细胞（自然杀伤细胞）淋巴瘤，也有比较少的组织细胞和树突细胞，但我们常见的淋巴瘤多数是 B 细胞。也就是说，B 细胞来源的淋巴瘤比较多，我国的恶性淋巴瘤大概 80％都是 B 细胞淋巴瘤。

根据瘤细胞，我们把淋巴瘤分为非霍奇金淋巴瘤（NHL）和霍奇金淋巴瘤（HL）两大类。发病率来看，根据中国癌症中心 2020 年发布的数据，我国 2020 年新发的非霍奇金淋巴瘤患者为 92 834 例，死亡 54 351 例；新发霍奇金淋巴瘤患者为 6 829 例，死亡 2 807 例。根据统计数据也可发现，恶性淋巴瘤患者中，男性多于女性。非霍奇金淋巴瘤的发病率更高，恶性程度也更高。

非霍奇金淋巴瘤和霍奇金淋巴瘤，哪一种预后更好？恶性淋巴瘤中，哪些情况五年生存率更高？

洪小南：总体来看，霍奇金淋巴瘤的预后更好。非霍奇金淋巴瘤和霍奇金淋巴瘤两者区别较大，从发病年龄、扩散方式、组织学特点、治疗措施到预后情况，都不相同。

它们的发病原因还不明确。淋巴瘤太复杂了，亚型有 130 多种，发病年龄不一样，男女不一样，临床表现不一样，长的快慢速度不一样。有的看着不能治愈，但长得很慢，像慢性病一样，容易复发，在"治疗—复发—治疗……"循环，十多年就这样发展。有的则来势汹汹，但治疗两年后就好了，像最常见的、占非霍奇金淋巴瘤 1/3 的弥漫大 B 细胞淋巴瘤，治疗后 5 年不发病的话，那 93％ 的概率就是治好了，不再复发。所以，不能笼统说看几年的生存率，因为每一种亚型是不一样的。

从淋巴瘤的自然病程来看，有惰性的，有侵袭性的，有高度侵袭性的，现在有合适的药物干预，其中惰性的时间比较长，9 年、10 年都不一定会发展，而有些侵袭性的 B 细胞淋巴瘤，有时候治疗后就好了。

哪些疾病容易引起淋巴结肿大

是不是淋巴瘤基本都长在淋巴结上？

洪小南：淋巴瘤可发生在淋巴结，也可发生在淋巴结以外的脏器，比如脾脏、胃肠道、乳腺、甲状腺、肺部等。它们的治疗方式也不同。比如，有一种发生在胃部的恶性淋巴瘤，这种肿瘤的治疗方式就和胃癌不同，如果没有巨大的肿块，没有深的溃疡、无出血和穿孔时，可用放化疗等非手术治疗。其中，有一种是黏膜相关淋巴瘤，如果处于非常早期，并且幽门螺杆菌阳性，通过治疗幽门螺杆菌，不用手术和放化疗就能治愈。所以，发现淋巴瘤的话，确诊需进行淋巴结活检、骨髓穿刺等，以获取病理学诊断，免疫组化、基因检查可帮助分析恶性淋巴瘤的亚型。

淋巴结具体指什么？

洪小南：淋巴结是存在于哺乳动物和人体中的一种淋巴结构，多为卵圆形，分散在全身各处淋巴回流的通路上，如颈、腋下、腹股沟、腘、肘、肠系膜及肺门等处。作为人体重要的免疫器官，淋巴结分布全身，同时，按其位置被分为浅表淋巴结和深部淋巴结。

在人体里，淋巴结一般是呈组群分布的，比如有耳后、乳突区的淋巴结，以及颌下淋巴结群、颈部淋巴结群、锁骨上淋巴结群（左侧、右侧）、腋窝淋巴结群、腹股沟淋巴结群等。每个组群的淋巴结收集其相应引流区域的淋巴液，比如，颌下淋巴结群收集口底、颊黏膜、牙龈等处的淋巴液；颈部淋巴结收集鼻、咽、喉、气管、甲状腺等处的淋巴液；锁骨上淋巴结群左侧收集食管、胃等器官的淋巴液，右侧收集气管、胸膜、肺等处的淋巴液；腋窝淋巴结群收集躯干上部、乳腺、胸壁等处的淋巴液等。明白这当中的关联，就能更好理解前面我们提到的淋巴系统对癌症的阻挡作用，比如我们如果在锁骨上淋巴结群左侧发现异样的淋巴结肿大，就要怀疑是不是胃、肠、胰腺、胆囊等器官癌细胞转移，并做相应的检查和病理分析，这有助于我们判断原发病灶的部位和肿瘤的性质。

比如，有的人腋下会有几十个淋巴结，我们医院临床有患者手术开出来 70 多个腋下淋巴结，有的患者从耳前耳后到整个颈部发现有 200 多个淋巴结。

淋巴结肿大非常多见，可发生于任何年龄段人群，也可见于多种疾病。

有时候摸到淋巴结很恐慌，淋巴结肿大是否就是恶性淋巴瘤？哪些疾病最容易引起淋巴结肿大呢？

洪小南：引起淋巴结肿大的，首先是各种炎症。特别是颈部或者腹股沟的淋巴结肿大，最多的是炎症，而且它可以是急性炎症，也可以是慢性炎症，其中慢性炎症特别多。急性淋巴结发炎，它可以红、肿、痛，长得很大，长得很快，比如牙疼、喉咙疼等口腔、面部等处的急性炎症，常引起颌下淋巴结肿大，肿大的淋巴结质地较软、活动度好，并伴疼痛发热。一般来说，淋巴结肿大可随炎症的消失而逐渐恢复正常。病毒感染，如麻疹、传染性单核细胞增多症等都可引起淋巴结肿大。此外，过敏反应性疾病及毒虫蜇伤，也可出现淋巴结肿大。所以慢性、急性的淋巴结肿大，要看具体部位，比如有的人给猫抓了以后，会出现淋巴结肿大，猫抓病的症状就是皮肤损害和淋巴结肿大为主的，这也是属于炎症的一部分。

第二是结核性淋巴结炎，这个以颈部淋巴结肿大为多见，有的会破溃，有发热、多汗、乏力、血沉增快，多见于青壮年。常伴发肺结核，淋巴结质地不均匀，有的部分较软，有的部分较硬，而且互相粘连，也和皮肤粘连，所以活动度较差。这类患者属于结核杆菌感染，在肺部的话是肺结核，在淋巴的话，就是淋巴结核，这种也是淋巴结肿大。

第三种是转移性癌，比如肺癌，结果长到锁骨上了，肺癌转移的话，多数是在右边锁骨上表现出来，胃癌也可以到颈部表现，鼻咽癌可能在上颈部发现，喉癌可能在中颈部。不同的癌症，可能先转移抵达的地方不一样，但是如果晚期的，很广泛地转移了，那就会转移到很多地方。

此外就是淋巴瘤。淋巴瘤可见于任何年龄，其淋巴结肿大常为无痛性、进行性肿大，可从黄豆大到枣大，中等硬度。一般与皮肤无粘连，在初、中期相互不融合，可活动。到了后期淋巴结长到很大，也可融合成大块，直径达 20 厘米以上，侵犯皮肤，破溃后经久不愈。此外，可侵犯纵隔、肝、脾及其他器官，包括肺、消化道、骨骼、皮肤、乳腺、神经系统等。

淋巴结肿大的话，我们首先考虑的就是以上这四种疾病，也是最常见的几种。

恶性淋巴瘤致病因素和早期症状

恶性淋巴瘤早期有什么症状吗？

洪小南：恶性淋巴瘤常常是隐匿的，一般来说早期就是淋巴结肿大，不痛，容易被忽视，所以悄悄就长起来了。但是那种恶性程度很高的，会长得很快，淋巴结的包膜肿胀，就会痛，而大多数淋巴结是不痛的，慢慢长，有些人来看病，说都已经长了几个月了，或者说一年前就有了，不痛，也不大，就1～2厘米大的，所以大家就不会注意。

自己发现淋巴结肿大往往是浅表部位的，而纵隔、腹膜后、肠系膜上的淋巴结往往是体检或在其他疾病检查时发现的。少数患者可原发于淋巴结外的淋巴器官。多数患者在早期表现为无痛的淋巴结肿大。淋巴结可从黄豆大到枣大，中等硬度，坚韧，均匀而丰满。到疾病后期，淋巴结会长到很大，并互相融合成块。

除了这些病变局部的表现以外，恶性淋巴瘤还有肿瘤所致的全身表现，大约有10％的患者以发热、皮疹、盗汗和消瘦等全身症状为最早出现的临床表现。有的患者长期原因不明的不规则发热，几年以后才发现淋巴结肿大，经过检查才确诊。也有少数患者伴有比较隐匿的病灶，但常常会有周期性低热。持续发热、多汗、体重下降等多种症状的存在可能标志着疾病的进展。此外，神经系统、皮肤、骨髓等也常常被累及。

体检能发现这些症状或异常情况吗？

洪小南：有的时候就是体检发现的，自己警惕的话，浅表淋巴结有时候也能摸到，但腹腔里的淋巴瘤都是体检发现的，做超声检查的时候能看到，或者是看其他疾病发现的，比如有人检查肾脏，一看发现肚子里有淋巴结肿大。

实际上，纵隔也是恶性淋巴瘤的好发部位之一，多数患者在疾病初期常无明显症状，胸部X线检查才会发现有中纵隔和前纵隔的分叶状阴影。大约有50％的非霍奇金淋巴瘤会侵犯肝脏。部分病例以肝脾肿大为首发症状，但因为这部分患者的肝功能大多无明显异常，并且由于肿块弥散，肝脏扫描也少有大的占位病变，因此有时不容易被发现。

如果要及早发现恶性淋巴瘤，我们要注意哪些早期信号？

洪小南：一些早期信号，值得大家重视。① 无明确原因的进行性淋巴结肿大，尤其是在部位、硬度、活动度方面符合前面所讲的恶性淋巴瘤的特点的。② 淋巴结结核经正规疗程的抗结核治疗、慢性淋巴结炎经一般抗炎治疗无效的。③ 淋巴结肿大和发热经治疗有时好转，但经常有反复，并且总的趋势为进展性。④ 不明原因的长期低热或周期性发热应考虑恶性淋巴瘤的可能性，特别是伴有皮肤瘙痒、多汗、消瘦，以及发现浅表淋巴结肿大。

恶性淋巴瘤的致病因素主要有哪些？

洪小南：发病原因至今不很明确，相关因素有几个。

（1）免疫功能失调：比如患者在器官移植后长期服用免疫抑制剂，那么其发生非霍奇金淋巴瘤的风险就增加了 2～15 倍。

（2）感染：包括病毒感染和细菌感染。比如 EB 病毒、疱疹病毒等感染，都会增加恶性淋巴瘤的风险。

（3）家族易感性：淋巴瘤有家族聚集倾向和遗传易感性，有恶性淋巴瘤家族史的人群患恶性淋巴瘤的概率比普通人群高一点。

（4）化学因素：长期与有机溶剂、杀虫剂、除草剂，以及苯妥英钠、麻黄素等化学物质接触，淋巴瘤的发病风险增加。

（5）物理因素：有研究发现，过度暴露于紫外线下，会增加恶性淋巴瘤发病风险。日本广岛、长崎在遭遇原子弹爆炸数年后，非霍奇金淋巴瘤的发病率明显增加。

（6）生活方式因素：吸烟、肥胖等增加了风险。

淋巴瘤的发病原因至今不明确，还需要进一步研究。但是，大多数恶性淋巴瘤的发生是多种因素共同作用的结果。

特别提示

淋巴瘤筛查和预防推荐建议

高危对象：

1. 有放射线照射史或放射性尘埃接触史者；

2. 感染及慢性炎症患者；

3. 免疫功能低下，有自身免疫性疾病或器官移植史者。

筛查建议：

1. 一般人群：临床体检，每2～3年1次。

2. 高危人群：临床体检，每年1次。

3. 上述临床体检包括以下项目：

（1）外科体检：浅表淋巴结和肝脏脾脏触诊；

（2）B超检查：浅表淋巴结、肝脏脾脏和腹腔淋巴结；

（3）血常规。

预防建议：

1. 避免放射线照射和放射性尘埃接触；

2. 健康生活，加强体育锻炼；

3. 积极治疗自身免疫性疾病或慢性炎症；

4. 合理疏导不良情绪。

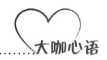

大咖心语

如果平时不做好消防知识（预防）的传播和安全检查（筛查），等到火灾（肿瘤）发生时再救火，再多的消防员也忙不过来，而且能够扑灭的火灾能有多少呢？

大咖提示

——遗传性肿瘤占全部肿瘤病例的5%～10%。

——就大肠癌来说，从正常的黏膜变成良性病变，到变成恶性肿瘤，是一个漫长的过程，至少需要十年左右的时间。

——从预防角度来讲，遗传性大肠癌要做高危人群筛查。

——绝大多数肿瘤是环境因素和遗传因素（基因）交互作用的结果。

——符合以下任何一个或多个特征就需要警惕遗传性肿瘤：① 有家族史；② 发病年龄＜50 岁；③ 多个原发性肿瘤；④ 属少见或罕见肿瘤。

徐　烨

徐烨:
遗传性消化道肿瘤的精准防治

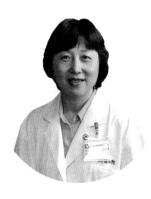

徐烨, 1968 年生,复旦大学附属肿瘤医院大肠外科主任,主任医师,博士生导师。担任中国抗癌协会大肠癌专业委员会、家族遗传性肿瘤专业委员会常务委员等。致力于大肠癌临床外科治疗和转化研究,在大肠癌外科手术和机器人手术、转移性大肠癌和遗传性大肠癌诊治上有深入的研究,承担各级课题多项,发表 SCI 论文 30 余篇,获专利 2 项。获上海市科技进步奖 2 次、国家教育部科技成果奖 1 次,中华预防医学科学技术奖、上海预防医学科学技术奖各 1 次。主编或参编中英文专著 6 部。

徐烨教授每周有三个半天奔波于东西两个院区的门诊：周二上午、周四下午和周五上午。这没有算上她在手术室、实验室、病房忙碌的时间，也没算上她作为复旦大学附属肿瘤医院大肠外科带头人用于团队建设和科室管理的时间。

一天连轴转的工作后，徐烨教授靠在椅背上，松了一口气，疲乏丝丝缕缕卷了过来。但一谈到自己的专业，她立马坐直，眼神清澈明亮，说出一个个数据："2008 年到未来的 2025 年，肿瘤的发病率将不断增加，从全球范围内来讲新发病率将达到 2 000 万，基于我们现在肿瘤发病死亡比大概在 60%，2025 年全球约有 1 200 万人死于癌症。""上海每年每千人会有 5 人新发生肿瘤，一千人或两千人的单位，每年体检出来 5 个、10 个患有肿瘤的人，这种情况是不是会越来越多？"

而降低肿瘤发病率，做好预防和筛查几乎是唯一的路径。

从事肿瘤外科医学临床工作 24 年，每年主刀完成大肠癌腹腔镜和开放手术超过 500 台，徐烨教授目睹了无数肿瘤患者和家人的痛苦，这也让她感到紧迫。她把肿瘤医生的工作比作消防队员，她说："如果平时不做好消防知识（预防）的传播和安全检查（筛查），等到火灾（肿瘤）发生时再救火，再多的消防员也忙不过来，而且能够扑灭的火灾能有多少呢？"

有哪些常见的遗传性消化道肿瘤？怎样识别？如何知道自己是否有遗传风险？徐烨教授温和有力地介绍了与此相关的"消防知识"。

10%的肿瘤是遗传性的

无论性别如何，大肠癌似乎一直是发病率偏高的恶性肿瘤，而且发病率还在持续上升？

徐烨：从发病率来看，我国大肠癌在持续高发，而且几乎每年都在上升。这有几个原因。

首先，人们的预期寿命提高了，从患者的发病年龄分布来看，可以看到大部分患者是 60 岁以上的老年人。随着老龄化的加速，估计发病率仍将居高不下。

其次，在生活方式方面，这些年人们因为经济条件的改善引起饮食结构改变，加上运动减少、肥胖人群增加等，导致大肠癌高发。

第三，检查手段和条件的改善，使得我们更容易发现大肠癌。

但是大肠癌是可防可治的。因为就大肠癌来说，从正常的黏膜变成良性病变，到不断发展变成恶性肿瘤，是一个漫长的过程，至少需要十年左右的时间。换句话说，不是所有的腺瘤等良性病变会很快发展成恶性肿瘤，所以在这十年中，如果我们能把肿瘤识别出来，摘除掉，那就不可能发生癌变。

另外，还有遗传性肿瘤问题。平常诊疗的时候，医生会问患者的疾病家族史，比如家里有没有肿瘤患者，如果符合遗传性肿瘤的情况，我们就会推荐患者做相关检查。

您提到遗传性肿瘤，肿瘤具有遗传性吗？其遗传性因素占多大比例？

徐烨： 从肿瘤发生的因素看，同样暴露于特定的环境致癌物，为什么有的人会发生肿瘤，而另一些人则不发生肿瘤？即使同在一个特定肿瘤的高风险地区，为什么也只是某些个体会发生肿瘤？这是因为绝大多数肿瘤是环境因素和遗传因素（基因）交互作用的结果。

在肿瘤的发生和发展过程中，遗传因素起了重要的作用，遗传性肿瘤占全部肿瘤病例的 5％～10％。我们常说，不同人有不同的肿瘤易感性，从遗传易感基因来看，绝大多数人的遗传易感基因是从父母遗传而来的，也就是说，在常染色体显性遗传方式下，如果父母中任何一方携带有致病的肿瘤易感基因改变，那么孩子就有一半（50％）的概率遗传父母的缺陷基因。

我们熟悉的大肠癌、胃癌、胰腺癌等消化道肿瘤都在一定程度上与家族遗传基因有关联。就大肠癌来说，临床上发现，大约 30％的患者具有高遗传性，5％～6％的患者最终被确诊为遗传性结直肠癌。在胃癌、胰腺癌中，约 10％的患者呈现家族聚集特征。

遗传性消化道肿瘤可以导致家族中多个直系亲属患上恶性肿瘤，也可能导致患者后代长期处于各类癌症的高致病风险中。所以，目前遗传性消化道肿瘤已经引起国内不少医生关注，有多项遗传性消化道肿瘤（尤其是遗传性大肠癌）多中心临床研究正在进行中。我们医院（复旦大学附属肿瘤医院）这方面开始较早，我们大肠外科长期致力于遗传性肿瘤的临床及科研，已积累了近千个遗传性肠癌家系的相关数据；而且在 2017 年我们就开设了大肠癌遗传咨询门诊。从我们的研究和临床数据看，遗传性大肠癌患者在整个大肠癌人群中占比为 5%～7%。

如何甄别遗传性肿瘤

遗传性肿瘤比如遗传性大肠癌，是不是就不能预防，只能听天由命了？

徐烨：还是可以预防的。就拿遗传性大肠癌来说，从预防角度来讲的话，就是我们经常讲的要做高危人群筛查。而大肠癌高危人群中，非常重要的一个因素就是遗传，也就是说，如果你是有肿瘤家族史的人，那么你就属于高危人群；如果你是有遗传性大肠癌家族史的话，你发生大肠癌的可能性就比较大，目前的数据显示，一生中罹患大肠癌的机会大概有八成。同时，你的一级亲属，比如你的父母兄弟姐妹等罹患癌症的风险也高。

对于很多家庭来说，难以接受的是孩子。几年前，有一位家族性腺瘤病的女性患者在我们医院住院治疗，她儿子来医院陪护，当时我建议他做一个肠镜检查。一开始他很抗拒，觉得自己年轻，才 20 岁，也没有任何症状，怎么可能会有病呢？后来我们反复做他的工作，他做了肠镜检查，果然发现他的大肠上布满了大大小小的息肉，有数百枚，幸亏所有的息肉都没有发生癌变，我很快给他做了腹腔镜下大肠次全切除手术，这就是预防性切除。

但是现在也有另一种情况，比如好些人知道肿瘤预防或筛查的重要性了，但是他们自己不做，而是让自己的孩子来做检测。这个思路是错的。应该先从患病的家族成员开始查，找到病因，找到突变的基因，再找家里其他一级亲属来筛查和验证，最后再去孩子身上检测，看看他们是否携带同样的突变基因。所以，从预防角度来说，包括患者的孩子在内的一级亲属都要做相应的检查。这种预防包括肠道肿瘤预防，也包括其他部位的肿瘤预防，因为不同的遗传性肿瘤可能会好发某些部位的肿瘤，例如遗传性大肠癌中常见的林奇综合征（Lynch syndrome）患者，可能会容易发生子宫内膜癌，也可以发生胃癌。也就是说，患者可能会同时患有这两种癌症。当然，它也可以分别发生在一个家庭的不同人身上，比如患者是肠癌，而家里其他人是子宫内膜癌。

正如我前面所说，大约有30％的大肠癌患者具有家族聚集现象，而且5％～6％的遗传性大肠癌发病与多种遗传综合征直接相关，但是每一种遗传综合征都不同，而且都有各自不同的基因突变原因和肿瘤发生部位，类型众多，比如遗传性大肠癌中，最常见就有两种，即林奇综合征、家族性腺瘤病等。

遗传性肿瘤有哪些基本特点？如何有效甄别？

徐烨：遗传性肿瘤是有一些基本特点。① 从家族成员患病人数看，有两个或两个以上的近亲出现相同或相关联的肿瘤。② 从家族成员发病年龄看，有一个或一个以上的亲属其肿瘤发病年龄早于人群平均发病年龄，一般以＜50 岁作为界限。③ 常常是多个器官发生肿瘤，比如同一个患者同时或先后在同一个器官出现肿瘤，比如多个肠癌或者腺瘤、双侧乳腺癌、双侧肾癌，或者同一个患者同时或先后在不同器官发生原发性肿瘤，比如既是肠癌患者，也是子宫内膜癌患者。④ 某些良性变化和已知的遗传性肿瘤综合征相关，如出现皮肤或骨骼异常、消化道息肉、黏膜黑斑等。⑤ 一些少见的肿瘤或者罕见肿瘤的发生，比如男性患上乳腺癌等，比如大肠癌患者家族成员发生小肠癌、肾盂癌、输尿管癌等，都可能是遗传性肿瘤在其他脏器系统的特殊表现。

具体如何甄别，简而言之，符合以下特征中任何一个或多个就需要警惕：① 有家族史；② 发病年龄＜50 岁；③ 多个原发性肿瘤；④ 少见或罕见肿瘤。这些肿瘤总体来说，只要诊断及时，遗传性大肠癌的生存预后并不比散发性大肠癌预后差，甚至在一些亚型中，患者的生存要优于同样临床分期的散发性大肠癌，这与遗传性大肠癌特有的特征密切相关。

就遗传性胃癌来说，除了发病年龄较早以外，往往表现为弥漫性胃癌的特征，胃镜检查容易漏诊，有些患者还会发生乳腺癌、大肠癌。遗传性胰腺癌可能会混合于遗传性胰腺炎、林奇综合征等其他遗传综合征中。

遗传性肿瘤有哪些"独特之处"

不同类型的遗传性肿瘤，患癌风险和预防措施都不一样，处理方式也都不一样吗？

徐烨：不一样。治疗不一样，比如外科治疗。如果遗传性肿瘤在某些器官上容易长肿瘤，那就在适当的时机去掉生肿瘤的土壤。比如说，如果明确是遗传性大肠癌的话，我们会建议患者切掉大部分的大肠，具体切除多大的范围，医生会根据患者年龄、肿瘤分布、生育愿望、基因突变位点等具体情况，给予患者个体化的建议。

我最近有一个患者，一个二十几岁的女孩，典型的家族性腺瘤病，她妈妈也是肠癌，刚刚开完刀。对这个患者，我就很纠结，她肠子上全是小息肉，就像一把绿豆、红豆、芝麻全铺洒在肠子上，切不干净，而这种情况下，只能把肠子全部切除，因为不知道什么时候会发生癌变，不知道哪一个会变癌，也不知道什么时候会变癌。但是考虑到她还年轻，将来可能要生育，所以也不能全切除。我和患者讲清楚这件事，让她做选择，要么留一部分肠子，要么切到肛门口，黏膜剥脱，保留肛门。后来选择给她保留一小部分大肠，尽量不影响她的盆底结构，否则将来生育就很困难。她这种情况要随访。她的胃和十二指肠也可能会长息肉。这些情况需要和患者讲清楚，让她明白为什么要这么处理，以及预后和随访的重要性。

这样的患者还不少。像林奇综合征患者，可以多处长肿瘤，一个患者，切了三刀五刀都不少。上周我刚做完一个男患者，他是林奇综合征，二十几岁右边结肠癌，开了一刀，三十几岁的时候发现左边结肠癌，又开一刀，现在四十刚出头，直肠等地方也发现癌，我就建议他做全大肠切除，不留一点肠子，手术切完后剥开一看，肠子上有四个肿瘤，幸亏一起切除了，还是早期的，否则留在里面就麻烦了。

另外，在治疗过程中，比如说像女性林奇综合征的患者，可能有些人容易患子宫内膜癌，所以也要关注她的子宫内膜有没有问题，手术前要看看她的盆腔，看看她子宫内膜有没有问题，如果有问题，就先刮宫，然后再决定是否同时处理。换句话说，容易长癌的地方都要检查一遍，包括小肠，因为也容易生小肠癌。

处理遗传性肿瘤，方方面面都需要关注，对吗？

徐烨：是的，这就是遗传性肿瘤的独特之处，在处理方面要关心很多事情，除了治疗时手术方式选择等之外，还包括患者家族成员的预防，也包括手术后的化疗，如靶向治疗、免疫治疗等，都和散发性肿瘤不一样，因为发病机制不一样。

比如林奇综合征患者，对现在常用的 5 - FU 类的化疗药耐药，如果专门吃一种 5 - FU 类化疗药的话，没有任何效果。所以在选择药之前，医生要知道患者的基因状态。现在我们很多肿瘤患者，在用药前我们都要做基因检查，如果有问题，病理科就会有相关报告给我们，那么我们在用药的时候就知道这个患者不能用 5 - FU 类的单药，一定要联合别的药一起用。

同样是林奇综合征，有的患者使用免疫治疗，效果也特别好。我有一个林奇综合征患者，他已经开了三刀，又长了一个，他想继续手术，我告诉他，再这么开下去，要影响肛门了，而且不一定吻合得好，会很遭罪。我建议他用免疫治疗试试看，结果效果很好，两个疗程下来，肿瘤消失了。后来又做了好多次免疫治疗，到现在都很好。

遗传性肿瘤找到致病基因，治疗就会很有效果。其实，从治疗方面来讲，遗传性肿瘤最重要的就是找到它的驱动基因（driver），因为它所有的肿瘤都是这个驱动基因造成的，找到驱动基因后，如果有针对性治疗的办法，所有的问题就迎刃而解。它是最重要的节点，不像散发性大肠癌，是随便长的，不知道病因怎么，虽然也可以找，但是线索不像遗传性肿瘤这么清晰。从这个角度来说，遗传性肿瘤让我们在治疗上可以非常精准，前提是如果我们有针对性药物的话。

遗传性肿瘤，比如遗传性大肠癌的随访和预后是不是也比较特殊？

徐烨：对，它的随访、预后和散发性（没有遗传）的肿瘤不太一样，因为手术后发生各种肿瘤的比例更高。举个例子，像一般的大肠癌患者，如果第一年检查没有什么情况，那后面可能做肠镜间隔的时间就可以长一点。但如果是遗传性大肠癌，那每年必须要做检查，因为患者容易生癌而且长得快，所以这类患者的肠镜检查频率就要频繁一些。从预防和筛查角度来说，随访方式明确，也很精准：定期肠镜检查；及时处理。

特别提示1

遗传性肿瘤筛查和预防推荐建议

高危对象：

1. 有家族史；

2. 家族亲属癌症是在年轻的时候被诊断出来的；

3. 在同一个家属身上发生了几种不同类型的癌症；

4. 家族癌症表现在一组配对的器官中，如两侧肾脏或两侧乳房都有癌症；

5. 几位一级亲属（父母、兄弟姐妹或子女）患同一种癌症，如家庭成员同患乳腺癌或卵巢癌，家庭成员同患结肠癌和子宫内膜癌；

6. 家族中发生不寻常的癌症类型（如男性乳腺癌）；

7. 家族中存在已知与遗传性癌症综合征有关的出生缺陷，如与神经纤维瘤病 I 型有关的某些良性皮肤生长和骨骼异常；

8. 作为已知具有某种遗传性癌症综合征易感风险增加的家族成员，同时具有上述一种或多种特征；

9. 家族内多位家属确诊癌症；

10. 携带目前已知的癌症遗传基因突变及相关病症，见下表。

目前已知的遗传基因突变及相关癌症、症状

癌　　症	相　关　病　症	相关遗传基因
白血病和淋巴瘤	共济失调性疾病	*ATM*
基底细胞癌和髓母细胞瘤	基底细胞痣综合征	*PTCH1*、*PTCH2*、*SUFU*
所有癌症	布卢姆综合征	*BLM*
乳腺癌、卵巢癌、胰腺癌和前列腺癌	乳腺癌-卵巢癌综合征	*BRCA1*、*BRCA2*
乳腺癌、甲状腺癌和子宫内膜癌	多发性错构瘤综合征（考登综合征）	*PTEN*
乳腺癌和胃癌	弥漫性胃癌和小叶乳腺癌综合征	*CDH1*

癌　　症	相关病症	相关遗传基因
大肠癌、十二指肠癌、胃癌和甲状腺癌	MYH 相关息肉病	*MYH*
大肠癌，髓母细胞瘤	家族性腺瘤性息肉病	*APC*
黑色素瘤和胰腺癌	家族性非典型多发性痣-黑色素瘤综合征	*CDKN2A*
胶质母细胞瘤和黑色素瘤	家族性胶质瘤-黑色素瘤综合征	*CDKN2A*
视网膜癌、松果体母细胞瘤、骨和软组织肉瘤	视网膜母细胞瘤易感综合征	*RB1*
白血病和骨髓增生异常综合征（MDS）	遗传性骨髓衰竭综合征，如范科尼贫血和短端粒综合征	*FANCC*、*FANC*、*FANCB*、*FANCS*、*BRCA1*、*TERT*、*TERC*
肾癌和子宫肌瘤	遗传性肌瘤病和肾细胞瘤	*FH*
胰腺癌	遗传性胰腺炎、家族性胰腺炎	*PRSS1*、*SPINK1*
白血病、乳腺癌、胶质母细胞瘤、脉络膜癌、肾上腺皮质癌、骨癌和软组织癌	利 - 弗劳梅尼综合征（Li-Fraumeni综合征）	*TP53*
低级胶质瘤、神经纤维瘤、神经纤维肉瘤、脑膜瘤、附睾瘤	神经纤维瘤病Ⅰ型和神经纤维瘤病Ⅱ型	*NF1*、*NF2*
胶质母细胞瘤、结直肠癌和子宫内膜癌	脑肿瘤-息肉病综合征Ⅰ型	*MLH1*、*PMS2*
髓母细胞瘤，腹腔淤积肿瘤和结直肠癌	脑肿瘤-息肉病综合症Ⅱ型	*APC*
结直肠癌和子宫内膜癌	林奇综合征	*EPCAM*、*MLH1*、*MSH2*、*MSH6*、*PMS2*
脑、肾、肾外部位的类风湿肿瘤	类风湿疾病综合征	*hSNFS*、*INI1*

癌　　症	相　关　病　症	相关遗传基因
独立膜下巨细胞星形细胞瘤、肾血管脂肪瘤、心脏横纹肌瘤	结核性硬化症复合物 TSC1 号和 TSC2 号	*TSC1*、*TSC2*
白血病、淋巴瘤和骨髓增生异常综合征（MDS）	遗传性骨髓恶性肿瘤综合征，如家族性 MDS、急性髓细胞白血病	*RUNX1*、*GATA 2*、*CEBPA*、*ETV6*、*DDX41*、*ANKRD26*、*ATG2B/GSKIP*
松果体母细胞瘤、胸膜肺泡瘤、淋巴瘤和胶质母细胞瘤	DICER1 综合征	*DICER1*
胰腺癌、垂体腺瘤、良性皮肤和脂肪瘤	多发性内分泌肿瘤 1	*MEN1*
甲状腺癌、嗜铬细胞瘤	多发性内分泌肿瘤 2	*RET*、*NTRK1*
胰腺、肝、肺、乳腺、卵巢、子宫和睾丸癌	黑斑息肉综合征	*STK11/LKB1*
脊髓、小脑、视网膜、肾上腺、肾脏肿瘤	冯·希佩尔-林道病	*VHL*
肾癌	肾母细胞瘤	*WT1*
皮肤癌	皮肤色素沉着病	*XPD*、*XPB*、*XPA*

专家建议：

1. 遗传咨询

目的是向个人或家庭提供有关肿瘤遗传学和遗传条件的信息和临床支持，通常会以健康教育的方式，提供有关遗传风险因素和相关临床信息。

2. 风险评估、基因检测

基因检测是通过分析血液样本，以确定 DNA 或遗传信息发生的具体变化。

基因检测并不推荐给每个人，而通常要有一个患过癌症的家庭成员。在癌症风险评估中，可以向医生提出您对基因测试的疑虑，包括测试的可能结果、好处、风险、局限以及费用等，医生可以帮助您决定基因检测是否适合。

预防建议：

1. 戒烟，限酒；

2. 健康膳食，增加粗纤维、新鲜水果摄入，避免高脂高蛋白饮食；

3. 坚持体育锻炼，避免肥胖；

4. 保持愉快健康的心态。

特别提示 2

遗传性大肠癌、遗传性乳腺癌和卵巢癌综合征

详见前文有关大肠癌、乳腺癌、卵巢癌专家访谈文章内容。

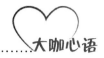

大咖心语

　　我在病房曾经碰到一个晚期肿瘤患者，很痛，医生要用点吗啡止痛，家属坚决不用，七天后这个患者去世。我非常心痛，因为这个患者生命的最后一周是在疼痛中度过的。

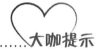

大咖提示

　　——有80％的癌症患者需要长期治疗以维持生命。

　　——63％的肿瘤患者是有疼痛症状的，但是很多患者的疼痛并没有得到治疗。

　　——支持让肿瘤治疗更卓越。

　　——我们总说死得有尊严，实际上活着也要有尊严，对肿瘤患者来说，从确诊的那一刻起，都要尽量提高生活的质量，不能说到了生命的最后时刻才去关注。

　　——80％的肿瘤患者有疲乏症状，全球至今也没有标准的治疗、处置方法。

　　——对健康的人来说，要积极预防；对高危人群来说，要进行筛查，要知道：恶性肿瘤是突然发现的，不是突然发生的。

王杰军

王杰军：
正视癌症防治的误区

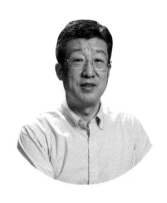

王杰军，1959 年生，主任医师、教授、博士生导师，担任国家卫生健康委肿瘤合理用药专家委员会副主任委员，中国临床肿瘤学会 (CSCO) 常委、肿瘤支持与康复治疗专家委员会主任委员，中国抗癌协会癌症康复与姑息治疗专业委员会荣誉主任委员。曾任海军军医大学附属长征医院肿瘤内科主任，在全国推动了超过 1000 家癌痛规范化诊疗示范病房建设。获军队医疗成果一等奖一项、军队科技成果一等奖一项、国家科技发明二等奖一项。

王杰军教授的说话语速较快，不知是天生如此，还是工作强度所致。最近他在忙的一件事是让全国首个管理肿瘤患者症状的网站上线。这件事在他看来意义重大："随着老龄化进程加快，我国癌症患者人数日益增多，在庞大的肿瘤康复人群中，具体有哪些症状、哪些是发生率高的、哪些是患者感觉最需要解决的，要摸清底才清楚怎么样去治疗。"

摸底症状的另一个目的是给政府相关决策提供帮助。王杰军说，美国等国家或地区已有相关数据。比如，美国提出，在社区康复的肿瘤患者中需要关注 8 个症状：焦虑抑郁、认知障碍、体能锻炼、疼痛、免疫力改变、睡眠障碍、性功能障碍等，这些问题是不是我们中国患者最常见、最迫切需要解决的问题，需要去摸清。

在肿瘤内科耕耘几十年的王杰军教授表示，现在的肿瘤治疗既要关注患者的生存时间，也要关注患者的生存质量，两者缺一不可。在这个过程中，科学技术的发展一定程度上让肿瘤治疗的观念更新变得可行。比如，以前肿瘤患者说"一做化疗，感觉天上一片乌云过来，怎么也推不开"，王杰军说："现在很简单，戴一个 VR 眼镜就推开了，因为它可以帮助放松心情，减缓恐惧和焦虑。"

王杰军常提到的一句话是：肿瘤科医生不是治疗肿瘤的，而是治疗一个带肿瘤的人，"人是核心"。

肿瘤患者千万不要"忍痛"

很多肿瘤患者的疼痛并没有得到治疗，为什么？

王杰军：2016 年有一个在全国 17 个省市 175 家医院做的调研发现，

我国有 63％的肿瘤患者是有疼痛症状的。可以这么说，在很多情况下，在我们医务人员和患者的认知中，都没有把疼痛放在一个重要的位置上，没有把疼痛当作一种疾病来对待。

国际上有本影响力较大的癌症学术期刊 CA（*A Cancer Journal for Clinicians*，美国癌症学会主办的学术期刊，论文内容涉及癌症诊断、治疗和预防）在 2018 年连续刊发两篇文章，一篇说疼痛治疗是癌症治疗最关键的组成部分；另一篇分析了为什么在国际上（包括美国在内）的癌症治疗现在做得不够好，其中的原因是认知的问题，公众、医务人员的认识都还不够。

国际上已经定义慢性痛是一种疾病，癌症疼痛大多数是慢性痛，所以肿瘤患者有癌痛的时候，实际上这个患者有两种病：一个是癌症，一个是疼痛。国际上把消除疼痛定义为患者的权利，位置非常高，但是我们的认知还不够。

我们另有个新的全国调研结果，发现近百分之八九十的患者都在忍痛，换句话说，这些患者不到痛得忍受不了是不会治疗的，结果就从急性疼痛变成慢性疼痛，而发展成慢性疼痛就很难治疗了。有些患者即使痛得不行了，也拒绝治疗。

结合我国的情况来说，是什么原因让肿瘤患者"忍痛"生活？

王杰军：一个很重要的原因是患者担心成瘾。控制癌痛，国际上用的"金标准"药物是吗啡，但国人对吗啡有根深蒂固的恐惧，认为那就是毒品。实际上吗啡已经有 200 多年的成药历史，在药品使用中非常安全。"吗啡"这个词，原是希腊神话里一个睡梦女神的名字，寓意是给人带来快乐、安宁、安全。学过医学的人都知道，所有药物都会有器官毒性，也就是会给人体的某些脏器或组织带来伤害，但吗啡几乎没有器官毒性，除非滥用或用得不好。因此，吗啡若用得好就是一味非常好的药。

然而在中国的情况是，大家对吗啡非常恐惧。在美国，可能吗啡会滥用，但中国绝对不会滥用：一是在我国大众认知中，吗啡就是毒品，不能碰；另一个重要的原因在于中国政府的管理非常好，其目标是"管得住，用得上"。所以对肿瘤患者来说，如果出现疼痛症状，请及时告诉医生，及时止痛，要相信疼痛治疗，现在不仅有药物，还有多种治疗手段，而且大部分患者是不会"上瘾"的。

我在病房曾经碰到一个肿瘤患者，很痛，医生要给患者用点吗啡止痛，患者家属坚决不用，一再强调说"吗啡是毒品，用了要上瘾，也丢人"。一周后，这位患者去世。我当时非常心痛，因为这个患者生命的最后一周是在疼痛中度过的。

关于肿瘤疼痛治疗的问题，根子还是理念和观念上的问题，所以我们现在不断地培训医生，也教育公众。同时，我们也分析：医生都知道痛需要治疗、痛能够治疗、痛可以用吗啡治疗，但是为什么医生不给患者治疗疼痛呢？我认为，是我们医务人员对疼痛的认知不够，所以才会知行不够合一。

您曾发起一个全国项目叫肿瘤患者"无痛过年"，做了 20 年。这件事怎么做起来的？

王杰军：这事说起来有些话长。有一年春节前，有个肿瘤患者来看我的门诊，患者痛得要命，我立即安排住院治疗。因为疼痛治疗是我们的常规方案，所以我也没太把这件事放在心上。没想到，第二天患者全家跑到我办公室门口，对我千恩万谢，说患者总算好好睡了一晚上，这下一家人终于可以开心过年了。我听后很有感触，对于这个患者，这也许是他人生最后一个春节了，如果让他在痛苦中度过，那是多大的遗憾啊！作为医生，我们能做到的，起码让患者不要受疼痛折磨。我觉得应该给这些忍受疼痛的肿瘤患者做点什么。于是，我就找了十几个医生一起在上海的南京路做了一个大型义诊，主题就是"让肿瘤患者不痛苦"，效果非常好。

现在我们依然每年都坚持做这个项目，全国每年有十几个城市同时参加，这些城市的医院参与进来，从病房开始做，迄今已经有 20 多万肿瘤患者通过这个活动体验了"无痛过年"，这件事值得持续下去。

癌症患者需要全程支持或干预

在您看来，提高肿瘤患者的生存时间是治疗目的，但同时要让患者不那么痛苦，这是不是我们常说的肿瘤姑息疗法？

王杰军：以前我们叫肿瘤姑息治疗，现在叫支持治疗更合适，"姑息"听起来和临终关怀很像，似乎到了患者生命终点前才进行干预，那不准确，也不合适，"支持"则不一样，也就是说，干预要从病程早期就介入，是全程干预。换句话说，哪怕是早期的肿瘤患者，即那些能够治愈的患者，也要给予干预，让患者不要太痛苦。

实际上，肿瘤早期的患者也痛苦。国内外研究都发现，早期肿瘤患者很多痛苦跟晚期患者几乎是一样的，都存在恐惧、焦虑乃至抑郁等问题，同样需要关注和干预。我们总说死得有尊严，实际上活着也要有尊严，对肿瘤患者来说，从确诊的那一刻起，就要尽量提高生活的质量，不能说到了生命的最后时刻才去关注。

因此，对肿瘤患者来说，无论是早期还是中晚期，在治疗的同时，都要尽可能地活得舒适些。也是基于这样的原因，我们在 2018 年成立了中国临床肿瘤学会肿瘤支持与康复治疗专家委员会，我是第一届主任委员。现在我们在推广"肿瘤支持疗法"这个概念。首先我们要改变的是我国对肿瘤治疗的整个理念，我们有一句话，即：支持让肿瘤治疗更卓越。我相信，通过专业支持，我们现有的肿瘤治疗会更加有效。

您强调即便是癌症早期的患者，也要进行支持或干预，从临床看，有什么具体建议吗？

王杰军：就像我前面提过，实际上早期肿瘤患者的很多症状跟晚期相似。很多肿瘤早期症状非常明显，比如疼痛，数据统计显示，很多骨髓瘤患者，早期会和晚期一样疼痛，因为骨髓瘤突然间侵犯骨头的情况最为常见，患者的疼痛会非常厉害，有的患者甚至出现骨折。

以早期乳腺癌患者为例，一旦确诊，会有很多心理的障碍，有很多焦虑，这些焦虑和晚期患者一样，很多是源于对疾病的恐惧，恐惧又会造成睡眠障碍等。尽管乳腺癌早期患者大部分可以根治甚至痊愈，但是在治疗过程中，患者同样面临术后化疗的问题，而化疗产生很多不良反应，极大影响了患者的生活质量，所以也是要给予支持干预的。

另一个典型的例子是肺结节。现在很多人去体检后发现肺部小结节，医生会建议他/她 3 个月后复查，但是这个时候能够非常坦荡地接受医生建议的人并不多，他们可能是在战战兢兢中度过这 3 个月的，有的人可能一两周就去恳求医生动刀处理掉结节。我碰到不少患者回家一个礼拜后就迫不及待联系我，说王医生你早点给我开刀吧，实在是太煎熬了，睡不好觉吃不好饭，每天做梦都是在医院开刀。诸如此类的情况，都属于可以干预的部分。

所以说，早期肿瘤患者也是需要支持和干预的，比如心理干预越早越好。也有患者说，那我不去体检，不知道就不害怕了。这种认识更糟糕，早发现早治疗是基本的认识，对健康的人来说，要积极预防；对高危人群来说，要进行筛查。要知道：恶性肿瘤是突然发现的，不是突然发生的！

肿瘤患者的营养损失长期被忽视

癌症患者除了疼痛之外，还有哪些被忽视的症状会影响他们的生活质量？

王杰军：肿瘤患者的营养，同样在治疗中被忽视。我们在全国调研中发现，我国住院治疗的肿瘤患者中，有 45%～60% 的患者存在营养障碍，这当中，有 60% 的患者几乎没有任何干预。慢慢地，患者的营养管理就处于一个被忽视的位置。

肿瘤患者的营养缺失，如果不进行干预，会影响整个治疗效果。可能有人会觉得患者瘦一点没关系，实际上并不是这样的，只要患者体重减轻5％，其住院时间就要延长，死亡率也会增加；患者营养不良，导致他/她的化疗剂量就要降低，而化疗剂量一降低，疗效就会降低，这是一环扣一环的问题。

　　现在的情况已经有所改观，这些观念的变化需要一个过程，我们希望能够通过大家的努力，让公众和专业医生能够知道，尽快、尽可能地让患者不要受苦，要关注患者治疗中的症状，因为患者化疗后会有一些副作用，比如恶心、呕吐、体重减轻、恶病质、疲乏、贫血、焦虑、抑郁、恐惧等，这些症状都需要引起重视。

有哪些好的办法来处理肿瘤患者在治疗中的症状？

　　王杰军： 肿瘤科医生大部分时间都用在延长患者的生命上，很多医生没有精力和时间来处理这方面的问题。在肿瘤患者症状管理方面，实际上我们中药也是有效的。美国人一直在报告西洋参有效，韩国人在报告高丽参有效，我们中国人一直没有这方面的研究报告。

　　80％的肿瘤患者有疲乏症状，全球至今也没有标准的治疗、处置方法。我国临床肿瘤学家孙燕院士一直和我说，要在国际肿瘤防治中加上中医指标。近年来我们在国际上评价肿瘤症状的表格里面加了7个中医的指标，在中国随机选取了一批肿瘤患者，用这些指标去干预，效果非常好。2019年，我们把这个研究结果刊发在国际刊物上，影响很大，所以现在中国的指标已经进入国际肿瘤症状评价系统了。

即使只管理好一种症状，也很了不起

在肿瘤症状控制方面，未来还有哪些事可以做？

王杰军：这个问题非常有意思。我们未来在整个肿瘤症状控制方面，需要做更多的事。比如我们做肿瘤症状的智能控制平台，首先要知道有哪些常见肿瘤症状，这不是一件容易的事。因为除了不同癌种之外，同一癌种的患者症状也不一样，新发肿瘤的患者和康复患者、复发转移的患者，基本都不一样。这就需要有症状登记，然后做好症状管理，否则政府决策怎么做，我们应该支持哪些，这都需要做好调查和统计。

比如说，中国肿瘤患者有没有性功能障碍，我们并不知道，美国有这方面的症状管理，因为他们统计发现有这方面的症状。美国也在统计乳腺癌患者配偶的生活质量，我们也会做一些这方面的工作。

构建一个有温度的支持疗法，越来越重要，因为现在的医学模式已经发生改变，不再是以前单纯的生物医学模式，而是生物-心理-社会医学模式。所以，未来在医学里边，除了针对疾病的治疗以外，其他东西也很重要。

在恶性肿瘤的防治方面，您认为会有什么样的趋势？

王杰军：我国恶性肿瘤早期发现、可以获得治愈的比例是多少？据研究大概只有 20％，也就是说，我们有 80％ 的癌症患者需要长期治疗以维持生命。现代肿瘤医学发展，在治疗方面，有更多有效手段，可以改善患者的生存质量，在患者阶段性治疗结束后，需要长期随诊、评估和观察，决定这些手段什么时候需要用，如何用。因此，我们应该把癌症当成慢性病来管理。

在康复和预后的漫长过程中，要关注对人的影响。什么叫康复？不光是医疗，还有心理和社会支持。这个过程中，我们怎么去支持和干预，这里面就有很多问题，比如患者老是感觉痛，感觉胃口不好，感觉变瘦了，那就有问题，就得想办法怎么把症状控制好，这非常重要。如果没有症状，是不是有其他问题？没有的话，那就好好享受生活。

就像我前面提到的症状管理登记平台，很重要的一个功能就是肿瘤患者的症状管理。我们提倡社会管理、全程管理，在这个平台可以统一管理起来。比如，一个患者出院回家后谁来管他？他的随访怎么办？可以设置做提醒。回家后的一些数据登记，也可以在这个平台登记，医生在随访中，可以直接查阅患者的数据和情况。这是一个很大的工程，即使管理好一种症状，也很了不起。

预防方面，我相信公众对生命的认识会越来越好，因为生命是很重要的，保护生命得从自己开始。以吸烟为例，大家都知道吸烟是多种肿瘤的高危因素，现在很多公共场合都禁烟，整体都在不断进步。整体而言，我认为预防未来会被放在更重要的位置。

特别提示

减少歧视，鼓励癌症患者回归生活

对人们来说，亲戚、朋友、同事中，有人患了癌症变得越来越常见。如何对待癌症患者的问题也随之引人关注。实际上，人们对待癌症患者的一言一行，都会给患者的心理带来巨大影响，有些行为甚至可视为"歧视"。

首先是就业歧视。对癌症患者的歧视，最显著地表现在就业问题上。这个问题以前在我国很少被提起，现在却越来越突出，原因是肿瘤治疗效果越来越好。

我国每年新发生的恶性肿瘤病例中，40％左右处在 20～60 岁的劳动年龄。这一年龄段的肿瘤治疗效果显著好于老年人。普遍来说，复发转移的风险随着时间推移逐渐降低。年轻人常见的肿瘤，如霍奇金淋巴瘤等，经过规范治疗大多可以获得痊愈机会。绝大部分癌症早期发现的话，都可长期生存。

癌症患者病情稳定后重新工作，会带来诸多益处。规律的生活，丰富的人际关系，从工作中获得的成就感和价值感，可以有效地帮助患者摆脱疾病重压，重新获得对生活的信心。这些益处从单纯的家庭生活中无法轻易获取。但是癌症患者要返回工作岗位，或者找到新的工作非常困难。在完成阶段性治疗、进入稳定期之后，患者一般会萌生重返工作岗位的念头，可诸多障碍会令他们裹足不前。有被提前退休、病退、下岗的，即使不被直接拒绝，也有被以"关心"的名义婉言拒绝的。

这种现象不仅在我国，在欧美发达国家也非常普遍。英国的调查显示，当癌症患者重返岗位后，37％的人感受到某种程度的歧视。

除就业外，癌症患者还会面临诸多其他方面显性的、隐性的歧视。比如，学龄期的癌症患者被学校拒绝而无法继续学业；癌症患者的恋爱婚姻也会遭遇诸多非议，有人甚至认为癌症患者基因不好，没有权利去谈婚论嫁；一些房东会宣称"不借房给癌症患者"；网上甚至流传"在医院用血紧张的状况下，癌症患者用血是否浪费血库资源"……

患者失去了与周围人的正常往来，感觉被归为异类。不少癌症患者诉说患癌之后亲戚朋友避而不见，怕被传染，怕被借钱，怕染上霉运。人们不愿意与患者产生任何经济上的、情感上的联系。

歧视给患者带来的心理压力是巨大的，"知乎"上一位癌症患者写道："癌症歧视是压抑、焦虑、不安、痛苦的。不敢和任何人沟通，不敢提自己的病，甚至不敢面对现实。我写过遗书，后来删掉了。"

在一个癌症患者急剧增多的社会中，歧视现象不仅会增多，还会从各个方面表现出来。对癌症患者歧视的原因很多，也很复杂。对于一些显而易见的原因，我们可以采取措施，做出改变。

首先可以做的是增加了解，了解癌症，了解癌症患者，消除偏见。

随着现代医学的发展，癌症不再是绝症，不再与死亡画等号。在医疗条件发达的地区，癌症患者的平均 5 年生存率超过 50%，也就意味着，一半的癌症患者可以平安度过 5 年，进入临床意义上的治愈阶段。常见癌症如果诊断时处于早期，规范治疗后五年生存率可以达到 90% 以上。一些生存率高的癌症，如乳腺癌、结直肠癌、宫颈癌、前列腺癌等，可视为与高血压、糖尿病等慢性病类似，通过定期复查、自我管理，可以有效控制病情，长期生存，回归正常生活。医学发展刷新着我们的固有认知，而积极传播这些知识对消除偏见至关重要。

其次，需要完善法律法规，保障患者权益。这方面，欧美国家的做法值得借鉴。为了保障癌症患者的工作权益，英国、美国颁布的相关法案都明文规定，禁止雇主、雇佣机构和工会组织对于癌症患者的任何形式的职业歧视，这里的癌症患者指曾经患癌者和现在的患癌者。这些法案的相关条款，可保护患者有不公开自己病情的权利，也促使雇主提供更好的条件和环境，帮助癌症患者回归工作岗位，完成工作职责。虽然目前我国还没有相应的法律法规，但可以通过更好的知识传播和沟通，鼓励和帮助患者回归工作和生活。

回归正常生活是癌症患者的需求，要让社会了解这种需求，需要让患者发出自己的声音，让更多的人来关注、了解这个需求，并寻求途径来满足这样的需求。2016 年，国际抗癌联盟（UICC）制定了主题为"我能，我们能"的《2016～2018 年三年抗癌计划》，通过每年 2 月 4 日的"国际癌症日"向普通公众提出建议，帮助自己、家人及癌症患者走好防癌抗癌之路，其中建议："癌症患者尽可能恢复工作，建议家人和社会积极支持患者回归工作。"

癌症是当今乃至未来每个人都无法忽略的健康问题。认识到癌症歧视只是第一步，消除歧视是长期艰巨的任务，需要身处其中的每个人的持续努力。

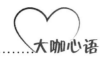

大咖心语

就像警察要到各处调查走访取证一样，病理科医生也要通过各种辅助检查去寻找诊断线索。

大咖提示

——我们一直提醒，中年以上无论男性还是女性，要坚持做体检，有助于发现一些早期病变。

——病理科医生的工作就相当于一个法官，要给出一个疾病判决书。

——病理科医生的工作，准确地说，是提供精准的病理诊断，为临床医生制订治疗策略和帮助判断疾病预后提供至关重要的信息。

——熬夜本身不会直接导致癌症，熬夜或休息不好可能会让人体处于非健康状态，身体免疫功能可能会受到一定影响。

——肿瘤是多种多样的，其发生都是内因外因相互作用的结果。

王　坚

王坚：
肿瘤"判决书"是如何出台的

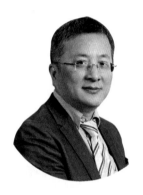

王坚，1967年生，主任医师，博士生导师，现任复旦大学附属肿瘤医院病理科主任、上海市临床病理质控中心主任。兼任中华医学会病理学分会常委、中国医师协会病理科医师分会副主委、中国抗癌协会肿瘤病理专业委员会副主委、中国研究型医院病理专业委员会常委兼秘书长、上海市抗癌协会病理专业委员会主任委员、国际癌症报告合作组织（ICCR）软组织肉瘤专家组成员，《中华病理学杂志》等3本杂志编委。在国内外杂志上发表论文100多篇，其中SCI论文50多篇。主编专著2部，参编专著1部。

东安路上的复旦大学附属肿瘤医院徐汇院区，可谓寸土寸金，病理科的工作面积虽然不算小，可置身其间，仍觉得比较拥挤，每个房间都看到医生们忙碌的身影，走廊上也是往来不断的白大褂身影。在这里，所有人都像流水线上的一环，忙着自己手头的活儿，鲜有人说话。

在忙个不停的繁杂中，复旦大学附属肿瘤医院病理科主任王坚教授终于抽身出来，在一个相对安静的小会议室里谈起了病理和肿瘤防治的事。

从他那里，也明白了身处医院"后台"的病理科为何像门诊一样忙碌。王坚教授所在的病理科，每年仅"处理"常规病例数就高达 8 万，再加上会诊和细胞学病例，全科每年要处理的综合样本量有 20 万例左右。每周都有几天忙得不行，参与取材工作的住院医生们和进修医生们常常要忙到吃不上午饭，同事们把这样的班称为"魔鬼班"。

20 万病例的巨大工作量，并没有影响到总体工作质量。在每年的质量控制检查中，病理科几乎都是满分。而"金病理"这个招牌已经挂在复旦大学附属肿瘤医院病理科多年，科室连续多年位居全国病理专科排行榜的榜首。

病理医生的工作是什么

病理医生被称为"医生的医生"，为什么有这个说法？

王坚：病理科医生的工作，准确地说，是提供精准的病理诊断，为临床医生制订治疗策略和帮助判断疾病预后提供至关重要的信息。

病理医生就像侦探，根据疾病的病理表现去寻找可供诊断的蛛丝马迹，并综合临床表现和各种辅助检查，对疾病做出最终明确的诊断，就像法官断案一样。所以，病理科医生诊断结果的正确性，会对临床治疗产生很大的影响，这就是医学上的"量刑"。因为诊断结果不同，医生运用的治疗手段等都会不同。

说起病理科医生，老百姓估计都不太熟悉，病理科医生的工作流程大概是怎样的？

王坚：老百姓是不太熟悉我们的工作。一般大家去医院看病，头疼脑热或者是咳嗽感冒，都会挂号找对应的临床专科门诊看病，很少会去病理科，也没有机会了解或熟悉病理科医生。但是，当真的遇到一些疾病如肿瘤等，患者或家属慢慢就会熟悉病理科，也会熟悉病理科医生的工作。

举个简单的例子。比如一位老先生，因为咳嗽一直不好，到医院就诊以后，临床医生根据他的一些临床表现，建议他做进一步检查。经过CT检查，发现肺里似乎有一个肿块阴影。根据患者的年龄以及CT检查的结果，临床医生高度怀疑为肺癌，但需要进一步做检查证实，需要做穿刺活检，医生会安排老先生到CT室，打麻药之后，会用穿刺针在CT定位下从老先生肺部的肿块结节里取出一小长条"肉"出来。这一小长条"肉"会被送到病理科去做病理检验。在病理科，这块小小的"肉"通过一定的工作流程，会被做成一个玻璃切片，病理科医生在显微镜下对经过染色的玻璃切片进行观察，做出病理诊断报告。

观察什么呢？病理医生要观察：送来的这个东西究竟是什么样的病变，是炎症？结核？还是肿瘤？如果是肿瘤，那么是良性肿瘤还是恶性肿瘤？如果是恶性肿瘤，那是什么肿瘤？这个时候病理科医生的工作就相当于一个法官，要给出一个疾病判决书。

一般在三天以后，老先生或家属就可以拿到自己的病理诊断报告，知道自己得的是什么疾病。如果是肺癌，老先生再次就诊时，临床医生也可以在医院的电脑系统里查阅到报告，并告诉患者接下去该怎么做。如果能手术，医生会给他开住院单，做手术安排；如果不能做手术，医生可能要先给他用点药，做化疗，或者是做放疗等。

总之，临床要根据病理科医生给出的报告，才能做出相应的治疗决定。

这些决定对某些患者来说，非常重要。那么在这个过程中，老先生和他的家属就慢慢对病理科熟悉了。因为要去拿报告，医生会给他解释，说从检测报告看就像腺癌，为了后续治疗，患者还要再做一些相关的辅助检测，什么免疫组化，什么基因检测，等等，因为可能会涉及具体的化疗方案、靶向治疗或免疫治疗等。

对患者来说，拉个肚子，受寒后咳嗽、发个热等，到医院配点药就回去了，但是碰到肿瘤，尤其是恶性肿瘤，一套流程就要完全走下来，接触多了，患者慢慢就对病理科医生有所了解。就像在我们医院门口等待会诊结果的很多患者或家属一样，他们都知道病理科，也知道病理科医生是干什么的，有的时候为了治病需要，患者会主动要求病理科加做一些免疫组化和分子检测等。

和病理报告有关的几个问题

市场上也有一些基因筛查项目，号称能查出自己是否有癌症基因，是否靠谱？

王坚：我个人认为选择这种项目时要慎重，它主要还是针对有家族史的高危人群，或是肿瘤患者在进行靶向治疗、免疫治疗前选择药物时需要检测的，看看哪些药对患者有效果。这是目前基因检测的主要作用。对于老百姓来说，没有必要看到新项目、新套餐就毫无目的地去检查。

早期肿瘤基本上很难有症状，对病理科医生来说，是不是也难以找到早期的信号？

王坚：送到病理科做检测分析的，一般都不会是早期，也就是说，病变在临床上都已经发现有症状了，才会做相应的检测。但是也不排除有些患者是在体检中发现的，比如说我们一些妇科疾病，或者我们肺部的小结节，都没什么症状，但是在体检的时候会发现一些状况。

要早期发现的话，需要更大范围的社会性的工作，也就是筛查。比如上海市对女性的两癌（宫颈癌和乳腺癌）筛查，对60岁以上人群的大肠癌筛查等，都是大规模的、大面积的检查。我们曾经跟上海市妇保中心合作，也帮助培养一些医生到一线做筛查性工作。所以我们一直提醒，中年以上无论男性还是女性，要坚持做体检，有助于发现一些早期病变。这当中，最好的例子就是肺部小结节和早期的宫颈病变了。

早期肿瘤主要是体检发现的？

王坚：是的，因为没有症状的话，老百姓是不会去看病的，所以也没有机会做相关检查。体检的话，就可以做超声、做 CT、做相关的一些体检等。比如做肠镜发现有息肉，做内镜的医生就会送来病理科做活检，看看是什么性质的；超声检查发现甲状腺结节，有的时候需要做穿刺检查，明确疾病性质，等等。早期发现、早期诊断及早期治疗可极大提高肿瘤治愈率和患者生存率。

是不是所有已发现的肿块阴影都需要做活检？比如肺部有钙化的部分，也需要做活检吗？

王坚：这倒不一定。比如肺的话，要看到有病变才能去做，临床医生根据影像学检查结果判断有没有必要做，因为肺部做活检毕竟也是创伤性的。与胃肠镜不同，本身胃肠镜已进入人体内，如果有病变，医生就顺便取出来。肺不一样，要为穿刺活检者专门去做，所以临床医生会决定有没有必要做活检，比如说 4 毫米的那种小结节，有的时候就没有必要做了。一方面可能是惰性的，另一方面取的时候不一定取得到，因为太小，所以可以过半年或一年再看看，如果没啥变化，就定期复查随访，如果说增长比较明显，或者医生判断需要手术的话，就在胸腔镜下面把它切掉。有的时候患者心理方面也存在着很大的压力。

王坚：是的。这都可以理解。比如，有时候来我们这里会诊的患者，之前在其他地方检查的结果说是恶性肿瘤，但在我们这里发现是良性的。遇到这种被"纠正"的好结果，患者会喜极而泣。这也说明病理诊断非常复杂，它有各种类型，像一个五花八门的循环系统。它是一门经验科学，也就是说，做的病例越多，经验越丰富，那么诊断水平就越高；检测的手段比较多，相应的诊断水平也就比较高。一些基层单位病例少，经验相对就少一些，辅助检测手段也比较有限，所以偶尔出现一些偏差，也是可以理解的。

肿瘤误诊这方面似乎有不少例子？

王坚：对。这也是在会诊工作中经常能遇到的。比如有个从外地来我们医院会诊的患者，诊断为高危的胃肠间质瘤，涉及靶向治疗，从所提供的检查数据和材料来看，当地医院的诊断似乎没有问题，但是我们发现了一个细节，即这个患者的部分免疫组化标记为阴性，基因突变检测结果显示也为阴性，而在大多数情况下，这种类型的肿瘤在这个指标的检测中应该显示为阳性，虽然也有野生型的可能性。所以我们建议这名患者再加做其他的免疫组化和相应的分子检测，最终确诊为发生于小肠的尤因肉瘤，适合化疗而不是靶向治疗。诊断偏差，治疗方案完全两样，对患者会有很大的影响。

为什么有些病理报告要一个月才出结果？报告结果的快慢由什么决定的？

王坚：这要根据病情的需要。常见肿瘤的病理诊断大多数很快就可以出报告。但是肿瘤是千变万化，也是五花八门的，很复杂。为什么每年有四万多病例会送到我们这里来会诊，是因为相当一部分病例在当地医院无法诊断，到了我们这里，我们要结合很多方面的检查，除了看切片之外，可能要做免疫组化和分子检测，这个需要时间，一般来讲至少需要一两周的时间。

此外，我们现在的病理诊断已经明确了，一些肿瘤还要做相关的基因检测。为什么要做基因检测？因为临床上靶向治疗的需要，帮助医生精准治疗。现在的分子检测越来越先进，但是耗时也比较长。比如大家熟悉的二代测序检测，平均需要三周左右的时间。还有一些疑难病例，很难查到源头，我们都在努力探索，做免疫组化，做分子检测……各种技术和手段都用上，一次还不一定能做出来，需要补做、加做，所以时间更长。

我自己做过的最长时间也是花了一个月才出结果。有些病例，要做出明确诊断非常曲折，不像大家平时烧饭，定个时间就可以了。我们这里的情况是，要靠人的大脑去思考、去分析，然后再结合一些仪器，以及其他的辅助检查，最后给出一个综合的结论。要从当中寻找蛛丝马迹，像侦探一样，有些错综复杂的案件悬而不决，需要花大量精力调查，就像警察要到各处调查走访取证一样，我们也要通过各种辅助检查去寻找诊断线索，这需要花时间。

肿瘤的恶变是如何发生的

良性肿瘤怎么就变成恶性的呢？细胞突变是怎么发生的？从病理学角度，您能谈谈这个过程是怎么发生的吗？

王坚：肿瘤发生的过程，就很多情况而言，其实是一个漫长的过程。为什么会发展成肿瘤？我们简单来讲，人体里面是由细胞组成的，控制我们细胞的，我们用学术语言叫遗传物质，也就是老百姓熟悉的基因（DNA），通俗说，这个基因坏掉了，那么细胞就不能正常生长了，就像一个烂了心的苹果肯定不好，这样的情况下就会引起肿瘤的发生。

对很多肿瘤来讲，特别是非先天性的肿瘤，也就是后天性肿瘤，其发生是有一个过程的。比如，我们有一些患者肠道里有很多的息肉，我们把它通俗叫息肉病，随着时间的推移，有的息肉会从良性发生恶变，变成肠癌。肠的息肉还没变成癌症的时候，我们把它通俗地称为癌前病变，然后经过一段的时间，在内外因素促进下，息肉从良性变成恶性，变成癌症，造成我们生命有危险，这是一个例子。

第二个例子，有些老年患者腿上出现皮肤溃疡，就是大家说的老烂腿，溃疡长期不愈合，这个时候他就会有罹患皮肤癌的可能；还有我们身上的一些痣，大多数是良性的，但有些痣会发生变化，比如变大，软的变成硬的，原来扁平的变成隆起了，原来表面不破的变成自发性的出血，等等，那就需要当心，因为有可能发生恶变，变成恶性黑色素瘤了。

所以，肿瘤发生如果是获得性或者后天性，就是上述这样的过程，但是也有部分患者属于先天性。比如有些人说是从娘胎里带出来的，你说怪妈妈吗？不是。这是患者在胚胎发育过程当中，就已经带瘤生存了，形成了先天性肿瘤。这种先天性的肿瘤，我们在一些新生儿、婴幼儿身上发生较多。

还有一种是遗传性肿瘤，也就是我们常说的，爸爸妈妈有，子女也有。比如就像美国女演员安吉丽娜·朱莉，她因为有乳腺癌家族史，做了乳腺癌相关的基因筛查，然后做了预防性切除。大肠癌也有遗传性的，也要注意家族遗传，提前做好筛查和预防。

肿瘤的发生大概就是这些情况，所以我们平常也不要谈癌色变，即便真正遇到肿瘤，也要用积极态度去面对它。作为一般老百姓，要注意养成良好的生活习惯，要坚持合理的饮食结构，定期体检，这有助于我们发现早期病变，能够生活得更健康一点。

刚刚您谈到，肿瘤的发生是内外因共同起作用的结果，除了基因等内因之外，外因其实是我们可以控制的？

王坚：外因有的时候也很难控制，比如沿海地区有鼻咽癌。鼻咽癌的外因，其实是跟病毒感染有关，即 EB 病毒。很多一些外因的致瘤因子，比如在妇科方面有高危的人乳头瘤病毒（HPV），那么它也会致瘤，是不是？除此之外，部分的头颈部的癌症跟 HPV 也有关系。这就是相当于外因的作用。

当然还有一些是我们平常生活中碰不到的，比如说日本广岛原子弹爆炸，核辐射引发很多血液病、皮肤癌等，这也是外因。所以肿瘤是多种多样的，其发生都是内因外因相互作用的结果。大多数肿瘤是没有外因的，所以很多来到我们医院的患者总是会问，我这个肿瘤是怎么引起的呢？会不会遗传下去？大多数患者都会问这些问题。肿瘤的致病原因是多方面的，很多肿瘤的病因还不明确，大多数肿瘤是不会遗传的。

一些文章常常告诫大家不要熬夜，否则会熬出癌症。这种说法靠谱吗？保健品有用吗？

王坚：熬夜本身不会直接导致癌症，熬夜或休息不好可能会让人体处于非健康状态，身体免疫功能可能会受到一定影响。所以我们要保持一个积极的健康状态，让自己的免疫力提高一点，但是不要去有意而为之。至于保健品方面，我只能含蓄地说，对肿瘤确实有效的产品等，肿瘤专科医院里一般都会有。市面上经营的另一些产品，如果确实有效的话，你不妨也可以问一下自己，治疗肿瘤的医院为什么会没有呢？

从肿瘤预防和筛查来说，您有什么建议？

王坚：对普通人来说，了解一些基本的科普知识，是有必要的，但是我们也不要过分放大，要保持正常的生活节奏、生活习惯，以健康的心态面对生活就可以了。毕竟癌症发病率尽管在上升，但在大的人群当中比例还不是特别高。

现在的肿瘤防治，无论是诊疗技术和水平，以及相关的辅助手段，都有极大的进步。所以即便遇到肿瘤，我们也要正确对待，积极配合治疗以及随访，以改善预后。现在的办法更多，比如复发转移，不像以前那样束手无策，也有办法去处理它，就拿药物来说，有一代药物，二代甚至三代的也慢慢研发出来，大家都在努力，办法越来越多。对患者来说，要相信医生，提高治疗的依从性。

对中老年人来说，要定期体检，高危人群做好筛查，以便及早发现、早治疗，获得好的治疗效果。

特别提示

癌症筛查的认识误区

癌症筛查和早期发现是世界卫生组织提倡的癌症防控四大策略之一，可谓抗癌的先锋。但是，这一先锋最近在网络上备受争议，引发热议的是一篇文章。这篇文章认为不该提倡癌症的早发现早治疗，并提出三点论据：早发现早诊治之后，癌症死亡率并没有下降；筛查技术会带来负面影响；早期发现是"宁可错杀一百，也不放过一个"。这些观点，究竟对不对呢？

早发现早治疗，死亡率显著下降

筛查之后，癌症死亡率是否下降？实际上，癌症筛查和早期发现的推广已令癌症死亡率显著下降。最近美国公布了2017年癌症报告，发现自20世纪70年代以来，全美所有癌症的死亡率下降了25％，无论男性还是女性，死亡率都持续下降，原因是三大因素的贡献，控制烟草、推广癌症筛查和新的治疗方法。

美国国立癌症研究院的结论是，美国自20世纪80年代中期在全国推行钼靶筛查乳腺癌之后，30 多年来，全美乳腺癌的死亡率下降了 35%。

另一个死亡率迅速下降的瘤种是大肠癌。自 20 世纪 90 年代推广肠镜筛查以后，全美大肠癌死亡率以每年 3% 的速度持续下降，归因分析表明，50% 是由于推广筛查，35% 是由于控制了与发病相关的危险因素，比如控制吸烟和控制肥胖，12% 是由于治疗手段的改善。这一分析也得到了其他现象的佐证，通过对美国各州大肠癌死亡率变化与大肠癌筛查普及程度的分析发现，筛查普及程度越高，大肠癌死亡率下降幅度越大。

中国并没有广泛开展癌症筛查，常见癌症筛查的覆盖面与美国相距甚远。就癌症发病率而言，中国仅为美国的 50% 左右，但癌症的死亡率却是美国的 1.15 倍。也就是说，相比美国，中国的癌症发生率低，但死亡率高。

造成这一现象的原因，可以从中美癌症患者诊断时期早晚的差别上获得解释。以乳腺癌、大肠癌为例，在美国，这两种肿瘤患者在诊断时有一半左右的人是早期患者，而在国内经济发达地区，这一比例分别是 15% 左右和 10% 左右。一般来说，患者诊断越早，预后越好。

筛查利大于弊

如何看待筛查技术带来负面效应？筛查的目标是发现可疑的对象，以进一步做诊断性检查。筛查就是一个过滤器，把需要进一步明确的危险对象找出来，把肯定没有危险的对象剔除出去。

从实质上来说，筛查技术是一种医疗技术。每一项医疗技术既有其优势，也有其局限，不能保证筛查出来的危险对象都是患者，也不能保证剔除出去的对象都不是患者。

错判的确会带来负面效应，比如把没有癌症的健康人筛出来了，可以称之为"假报警"，可能会增加筛查对象的担忧，造成心理和身体负担；如果把真的患者剔除出去了，造成漏诊，会延误患者的诊断治疗时机。

但在全球筛查项目实践中，错判的比例是非常低的，而且可以通过进一步检查加以纠正。以钼靶筛查为例，发生"假报警"的错判比例只有3％左右，漏诊的比例也只有5％～10％，对亚洲妇女来说，她们还可以通过乳腺B超等检查来判断。

错判的比例与人群因参加筛查的获益相比较，是利大于弊。比如用钼靶筛查乳腺癌，可以使40～50岁妇女的死亡率降低0.04％，使50岁以上的妇女死亡率下降0.5％。也就是说，在10 000个50岁以上的妇女中减少50例死亡，这是非常可观的预防效益。然而，如果一味强调错判，而不鼓励妇女参加癌症筛查，那我们就无法取得这样的预防收益。从世界卫生组织等推荐的人群筛查技术实施的结果看，以人群防治的角度来权衡，筛查利大于弊。

我们的问题是诊断不足

筛查是"宁可错杀一百，也不放过一个"吗？这种说法是对筛查过度诊断的担忧。过度诊断往往发生在筛查中，有一部分患者最终不会发展到致命阶段，专家称之为"懒癌"，但他们会接受治疗，而治疗通常会对身体带来伤害。

实际上，过度诊断的比例并不是高得吓人，不像"宁可错杀一百，也不放过一个"描述的那样可怕。遭受过度诊断诟病最多的，是乳腺癌筛查。在对长时间随访资料回顾后，美国癌症预防服务工作组最近估计，过度诊断比例在 10% 左右，也就是说，筛查每发现 10 个乳腺癌患者中，只有一个是过度诊断的。关键问题在于，目前在筛查过程中，我们并没有很好的手段来区分哪些是过度诊断的，哪些是真正需要筛出来的、可以通过早治疗挽救生命的癌症。因此，在大规模人群筛查中，过度诊断仍然难以克服。然而，只要在一个相对较低的水平，还是可以接受的。

需要指出的是，过度诊断发生在大规模人群筛查中，比如英国和美国妇女参加乳腺癌筛查的比例都超过 70%，而中国乳腺癌筛查的覆盖比例，无论城市还是农村都仅为 1% 左右，因此中国面临的问题是诊断不足，而不是诊断过度。在筛查覆盖面极低的地区谈过度诊断，就像要求一个还没有吃饱的人去减肥。因此，我们首要考虑的是推广有效筛查，扩大筛查覆盖面。

癌症早诊早治，是降低癌症死亡率的有效途径。对于个人来说，积极参加区域性的人群癌症筛查项目，或者每年参加专业机构的体检，可以降低死于癌症的风险。

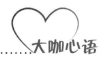

大咖心语

在常规体检中检测所有的肿瘤标志物完全没必要，一是费用高，二是不一定能查出来。

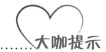

大咖提示

——"一滴血查癌"目前肯定不靠谱。

——目前通过肿瘤标志物查出早期肿瘤的概率很低，即使查到也带有一定的偶然性。

——我们做常规的体检，如果查肿瘤标志物，一般女性三项或者四项，男性查四项就够了。

——每年参加常规体检，到了一定的年龄，比如 40 岁以后要重视一些相关检查。

——普通体检很难发现大多数早期肿瘤，但是现在随着技术、设备等改善，和过去相比，有些肿瘤也有可能被早发现。

郭　林

郭林：
癌症是如何被发现的

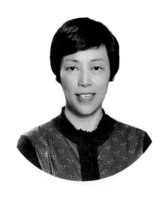

郭林， 1966 年生，复旦大学附属肿瘤医院检验科主任，主任技师，硕士生导师，上海市政府采购咨询专家和上海市科委网上评审专家。兼任中国抗癌协会肿瘤临床检验和伴随诊断专委会副主任委员、上海市抗癌协会检验医学专委会主任委员、上海市医师协会检验科医师分会副会长、上海市中医药学会检验医学分会副主任委员等，担任《中华检验医学杂志》等 4 本杂志的编委。发表 SCI 论文 50 篇，主持承担多项省市级课题。荣获中国抗癌协会科技二等奖 1 项、上海市抗癌协会科技一等奖 2 项，上海市优秀发明金奖、银奖各 1 项，铜奖 2 项，获国家发明专利授权 2 项。

"谈癌色变"这个词在我们生活中如影随形，让人胆战心惊。国家癌症中心 2019 年发布的《中国恶性肿瘤流行情况分析报告》显示，10多年来，我国恶性肿瘤发病率每年保持约 3.9％的增幅，每年的死亡率增幅为 2.5％。该报告显示，全国每天平均超过 1 万人被确诊为癌症。

恐惧促进行动。越来越多的人开始关心体检，越来越多的体检项目开始出现，越来越多的专业词汇进入公众视野。作为该领域资深专家，上海市抗癌协会检验医学专委会主任委员、复旦大学附属肿瘤医院检验科主任郭林教授也遇到越来越多的"为什么"：为什么癌症一查出来就是晚期？体检结果显示正常，为什么半年后发现癌症晚期？为什么要体检？体检为什么查不出癌症……

郭林教授指出，癌症发病较为隐匿，早期症状不明显，等出现症状到医院就诊时往往都是中晚期了。所以，一方面就像国家卫健委发布的《关于印发肿瘤诊疗质量提升行动计划的通知》所要求，要落实指南规范和临床路径，推行"单病种、多学科"诊疗模式，另一方面，努力提高诊断能力，积极推进肿瘤早期筛查。

通过肿瘤标志物查出早期肿瘤的概率很低

现在体检单里会出现肿瘤标志物，肿瘤标志物到底是什么？在常规的体检中能查到吗？

郭林：肿瘤标志物，顾名思义，它是跟肿瘤相关的，是指肿瘤分泌或者是肿瘤刺激机体产生的一些物质，包括很多蛋白质、激素、酶等，这些物质可以在血液和体液中被检测到。肿瘤标志物的检测，它是一个无创的检查，不像内镜检查是一个有创的检查，有些人不能接受，反而愿意选择进行肿瘤标志物的检测。

理论上讲，肿瘤标志物其实可以在肿瘤发生的初期就有表达（即可以被检测到），因为它在我们肿瘤还没有成形的时候，换句话说，肿瘤细胞还没有达到一定的量，还没有形成肿块，它就能表达出来，表现在有些指标会升高。

但事实上，目前通过肿瘤标志物查出早期肿瘤的概率很低，即使查到也带有一定的偶然性。有的指标确实能检测出来，但是也因人而异，不是说所有的肿瘤患者都能检测出来。这有两个含义：一、不是所有的肿瘤都会使目前常规在检的肿瘤标志物水平升高，即使某些肿瘤标志物比较敏感，也不是每个肿瘤患者都会升高；二、即使某些肿瘤标志物轻度升高，也不意味着一定是恶性肿瘤，因为肿瘤标志物的特异性不能达到100％。

以前传统的肿瘤标志物是甲胎蛋白（AFP），它是诊断原发性肝癌的特异性肿瘤标志物，近年来，研究人员也陆续研究发现了一些新的肝癌相关的肿瘤标志物，但目前还没有能够在各方面超越它的。不过，甲胎蛋白在肝癌早期一般不升高，而且在妊娠等正常生理情况下也会升高，所以，甲胎蛋白与肝癌之间也不能划等号。

肿瘤标志物用在什么地方最合适呢？

郭林：首先是用于辅助诊断和鉴别诊断。比如说，通过低剂量螺旋

CT 我们能够查到肺结节，但是即便是很有经验的专家发现毛玻璃结节也不能百分百确定它是恶性，这可能就要结合肿瘤指标进行鉴别，也就是影像和血液检查联合来辅助诊断，鉴别它是恶性还是良性。当然这也不能保证百分百准确，只能是一个参考，所以还需要其他的手段。

第二是疗效监测。疗效监测即治疗肿瘤以后，不管是手术，还是化疗、放疗，或者免疫治疗，都有相应的肿瘤标志物来检查。如果治疗有效，指标就会显著下降，甚至会下降到正常。比如化疗，用了药后肿瘤标志物水平下降，但治疗一段时间后又上升了，那就说明这个药已经产生耐药性，医生需要对患者调整用药了。

一句话概括：肿瘤标志物一般不能作为癌症确诊指标，通常只是用于辅助诊断和鉴别诊断、疗效监测、预后评估等。

常规体检中，如果要查肿瘤标记物，一般是看哪几种？

郭林：我们做常规的体检，如果查肿瘤标志物，一般女性三项或者四项，男性查四项就够了，有的体检中心要查 12 个项目，其实并没有必要。我们通常会查甲胎蛋白（AFP）、癌胚抗原（CEA），对女性来说查一下 CA125，即卵巢癌的传统指标，然后我们还会加一个 HE4，这也是一个卵巢癌的指标，它和 CA125 联合检测，灵敏度和特异性都大大提高，有可能早期发现卵巢癌。

至于男性要查的肿瘤标志物，主要是三项：前列腺抗原（包括总的和游离的）、甲胎蛋白（AFP）、癌胚抗原（CEA），CEA 是查消化道肿瘤的肿瘤标志物，它和 AFP 都是广谱的，也就是一般肿瘤它都可能会升高，所以我们就会用在体检上。

在常规体检中检测所有的肿瘤标志物，是完全没必要的，一是费用高，二是也不一定能查出来。所以，常规体检中，我们不建议查很多的指标。如果在 B 超或 CT 等检查中发现什么问题，再去辅助做一些相关的肿瘤标志物检测。现在有的体检中心让大家检查 C12、C13 等肿瘤标志物，要做 12 或 13 个指标，或者是男性 7 项，女性 6 项，其实就是把常规的肿瘤标志物组合起来而已。更糟糕的是，有的体检中心连男女性都不分，女性也查 PSA（前列腺特异性抗原），男性也查卵巢癌的特异性标志物 HE4。

"一滴血查癌"不靠谱

防癌体检市场五花八门，诸如"一滴血查癌"这类的信息靠谱吗？合理的肿瘤检测应包含哪些检查？

郭林：我可以负责任地说，"一滴血查癌"目前肯定不靠谱。

这有两种情况。首先它可能有一个新的指标，然后采用微量的检测手段一滴血就可以检测出来。新指标即便在研发时结果不错，但是真正用到临床或体检中去，可能就会出现各种问题。这是我要讲的第一点，即检测的新指标不成熟，临床应用价值有待评估。

第二种情况是，这个指标是传统的一些指标，但是用了新的微量检测方法，通过一滴血来检测几个指标，其实就是换了一种方法，但是新方法不一定成熟。所以，传统的指标用新的微量血的检测方法，结果也不能令人满意。

比较有名的是美国女版"乔布斯"设立了一个 Theranos 公司，号称可以通过一滴血就可以检查出癌症，而且还可以检测完所有的血检项目，后来被发现是骗局。

日本也是通过测定血液中微小核糖核酸分子的浓度，据称可以筛查出 13 种肿瘤，但是应用下来也无法推广，一个小样本做出来还可以，一旦铺开，结果就不能令人满意。

全球肿瘤研究专家还在不断地努力探索、研发新型肿瘤标志物，努力寻求、改进检测方法以提高诊断能力，推进肿瘤的早期筛查。

一些体检中心如果不具备检测分析的能力或设备，需要送样本到医院分析，这个过程会不会出现样本污染？

郭林：体检中心通常有自己的医生，能完成基本的体检项目，如果觉得体检者有可疑的症状，肯定会建议其到专科医院去的。一些小的体检中心，一般来说，血抽好后会送到定点医院进行检测分析，如果运送过程中严格遵守安全规范并保证冷链的话，污染一般不会出现，但是这类体检还是建议要到医院的体检中心去做。因为医院有严格的质量控制，而且现在不同医院（三甲医院）的检查结果也逐渐会相互承认。比如哪怕你在北京做了一个检查，到了我们医院我也会承认其结果。

当然，也有一些项目是不可以互认的，因为有些指标会发生变化的。比如肿瘤标志物，不同医院有不同的检测系统，不同的检测系统由于检测原理不同，使用的抗体不一样，导致检测结果和参考范围都不同，所以有些情况下我们不能盲目地使用其他医院的结果，有些医院在检测报告上也明确标识出所用的检测系统，以便于大家准确读取报告，做到"心中有数"。

哪些癌症可以通过检验项目早期发现

哪些癌症可以通过体检检测出来？

郭林：事实上普通体检很难发现大多数早期肿瘤，但是现在随着技术、设备等改善，有些肿瘤也有可能被早发现。

比如，早期肺癌，以前胸片只能看到 1 厘米左右的肿块，我们现在通过 LDCT（即低剂量螺旋 CT）能查出 2 毫米的结节，这样早发现、早治疗，绝大部分早期肺癌患者手术后无需再接受后续的治疗。但是问题又来了，一旦查出肺部有结节，即使只有 2 毫米，有的人心理负担也会很重，看到有磨玻璃结节就会一直担心，要是第二年查体发现变 3 毫米了，涨了 50%，就更紧张了，其实只是看问题的角度不同，可能它也就这么大，或者说，即便长到 4 毫米、5 毫米又怎么样呢？还是很小，一般临床专家建议 8 毫米以上的磨玻璃结节才有手术指征。而且研究发现，有些肺癌是惰性的，不需要马上手术，定期随访即可。

CT 检查出的肺结节，也可以查一下抗体包括一些肿瘤指标。肺癌有两种，一个是非小细胞肺癌，一个小细胞肺癌，它们各自都有不同的一些肿瘤指标，但是早期可能也不一定查得出来。如果查出来是恶性的，我们可能要鉴别一下，因为不同的类型，其治疗办法截然相反。比如非小细胞肺癌是可以手术的，而小细胞肺癌，哪怕是早期，也不做手术，而采用化疗或放疗。所以，我们的肿瘤指标在鉴别诊断方面就体现出它的优越性。

乳腺癌，一般有 B 超、乳腺钼靶检查以及乳腺磁共振（MRI）三种方式检测，有些情况，B 超不一定查出来但是钼靶能查出来，有的时候 B 超和钼靶检查都不能确定，但是磁共振可以。不过一般我们不会首选磁共振，都是先做 B 超和钼靶检查，发现有问题再做磁共振。女性到了 40 岁都建议做钼靶检查，和 B 超比，它能查出钙化。出现钙化的话，就会有变恶性的可能。大部分乳腺癌患者的雌激素水平会升高，而且有的时候会很高，比如正常水平是 < 37 pg/ml，乳腺癌患者可能会升高到四五百，因此乳腺癌患者有必要检测雌激素水平以及其受体水平（可能影响到后续的内分泌治疗）。

结直肠癌，一般的体格检查有肛检，如果位置低，肛检就能查出来，最可靠的方法是肠镜。对结直肠癌来说，我们在社区筛查中用的粪隐血，即常说的大便隐血检查，这是重要的结直肠癌早期筛查手段，无创无痛，方法也简单，但也有影响因素，比如饮食因素，或者留取标本时是随便挑的而不是选择可疑的部分，从而导致漏检。结直肠癌有一个大便习惯的变化，比如以前是一天一次，现在是一天几次，还有形状改变，以前是成型的，现在是糊状的，那就有问题，这个时候就要去做肠镜。也可以查肿瘤指标，粪隐血原本也是一个肿瘤指标，但还可以抽血查一下 CEA、CA199 等作为辅助诊断。

肝癌的话，我们也是建议先做 B 超，然后检测甲胎蛋白，如果发现有问题，可以进一步检测 7 种 microRNA 等指标辅助诊断。

卵巢癌，也是要先做 B 超，因为卵巢癌其实有的时候会有肚子胀等症状，因为可能有腹水了。卵巢癌一般发现都挺晚，B 超发现时往往都是晚期，所以我们特别希望能有针对卵巢癌的肿瘤指标，目前 HE4 是早发现的指标，可以作为辅助诊断，但是仅仅查一个 HE4 是不够的。而 B 超的话，有时候取决于检测人员的技术和经验。

甲状腺癌，也是高发的肿瘤，但是比较遗憾，目前也没有相关的肿瘤指标，一般都是体格检查，医生摸一摸，加上 B 超。目前甲状腺癌激素可鉴别，如果抗体高的话，可以部分排除肿瘤。

胃癌，其实也很难通过症状早期发现，定期的胃镜检查也是必需的。

在临床中，您觉得对于癌症的早发现来说，最有价值的检查项目有哪些？

郭林：最有价值的检查项目不好说，可能还是要联合检测，综合分析。具体的检测包括三部分：一是体格检查；二是影像学检查，比如 B 超、低剂量螺旋 CT、内镜检查等；三是肿瘤标志物检测，包括甲胎蛋白（AFP）、癌胚抗原（CEA）、CA125、CA199、PSA（男）、HE4（女）、粪隐血等。

这么多检测内容，每个人都有必要做吗？

郭林：不是每个人都要做，是高危人群需要做的检查。包括上面提到的肿瘤标志物，大家也不需要都知道。就像我前面说的，肿瘤标志物不能作为肿瘤确诊的标准，它只是辅助诊断，需要了解健康状况，需要进一步做各类检查，比如需要进一步通过组织取样活检等，然后根据病理报告才能确诊。

而不同肿瘤的高危人群也不一样，但是大家每年要参加常规体检，到了一定的年龄，比如40岁以后要重视一些相关检查。

特别提示

被误读的"滴血测癌"

"一滴血测癌症"的消息在网络上发酵，但是正如一些临床和检验专家指出的，这项研究成果被误读了。到目前为止，"一滴血测癌症"还只是一个美好的愿望。那么，有没有简单的方法可以早期发现癌症？答案是：现在还没有。

癌症检查非常复杂，因为癌症包含了几百种疾病，几乎能发生在人体的每个部位，癌症的症状、临床表现、在人体内出现的信号或变化各不相同，在从早期到晚期的不同阶段也有很大差异。要诊断一个人有没有癌症，医生就像一个侦探，得先收集患者各种信息，判断需要做怎样的检查，再根据检查结果，作出诊断。患者到医院看病，一般已经有一些症状了，这给医生提供了重要的线索。医生会根据患者介绍的情况，让其去做一些检查。

这些检查一般分为三类。

第一类是实验室检查，我们熟知的查血就在这一类里，通常还会包括尿和其他体液的检查。当癌症在体内生长，会产生一些物质，或者刺激人体产生一些物质，或者让人体的一些成分发生改变。通过检测血、尿和体液内这些物质的水平，可以判断有无癌症发生，这些指标因此被称为"肿瘤标志物"。但是，炎症、良性肿瘤甚至正常的组织也会引发"肿瘤标志物"升高的现象，因此医生无法单独通过这些指标的变化作出诊断，只能作为重要的参考。比如，只测流经身体各个部分的血液，无法得知血液中的异常物质是从哪个器官、哪个组织来的，也就是没有特异性，就算知道有癌症，也不知道在哪里。

第二类是影像学检查，也就是用各种成像技术让医生看到癌症。影像学检查的方法非常多，包括CT扫描、磁共振、X线摄影、B超等。随着技术进步，各种影像学的技术综合应用，可以判断有没有肿块，肿块有多大，还可以发现肿块的位置、形状，让医生对癌症的生长状况作出清晰的诊断。

第三类是病理学检查，这是诊断癌症的"金标准"，因为通过病理学检查才可以区分肿瘤的良恶性。由于癌症细胞与正常细胞形态上显著不同，通过病理学检查直接观察细胞的话，可以作出定性的判断。要进行病理学诊断，先要取到病变的组织细胞，这就需要进行活检，即活组织检查，最常规的手段是通过手术，切下患病的组织，送病理检查。如果不做手术，对于一些体表的肿瘤，比如乳腺癌，可以用细针穿刺抽取一部分组织送检。还有一种重要的手段是内镜检查，比较适合对外界有开口的器官，比如消化道、泌尿生殖道，可直接通过内镜进入到病变部位观察，并取下组织标本做病理学检查。

除了上述三类检查，医生还会了解患者的个人疾病史，包括有没有得过癌症，以及一些常见的癌前病变等。

另外，医生会了解患者的家族史，就是有没有亲属，特别是直系亲属是否得过癌症，得过什么癌症；还会了解患者的经历，从事过什么职业，是否为有毒、有害或职业暴露，有没有吸烟和被动吸烟，有没有酗酒，等等。这些信息可以帮助医生更有针对性地开具相关检查，综合判断检查结果，作出有无癌症的诊断。

从癌症的诊断过程可以看出，这是一个复杂的过程。判断有没有癌症，关键能否看到肿块，并对其性质作出判断。

为了制订适宜的治疗方案，除确认恶性外，完整的诊断还需要提供肿块的大小、部位、具体位置、有无淋巴转移、有无近处扩散、有无远处转移等详细的信息。以上种种，都是"一滴血测癌"无法做到的。

如何做到尽可能早地发现癌症，这比临床上诊断有没有癌症难度更高。早期癌症，顾名思义，癌症尚处在萌芽或初期阶段，一般肿块比较小，只发生在局部，而且基本上没有什么症状。比起有症状后再来检查，要查出没有症状的癌症显然更为困难。

不知道癌症在什么部位，那么能不能用影像学手段把全身都扫描一遍，去捕捉可能存在的癌症？理论上可以，但实际上很少会这样做。这种手段非常贵，一次性检查还不够，需要每年定期检查。此外，检查带来的辐射增加了患癌症及其他疾病的风险。所以权衡利弊，对于没有症状的健康人来说，医生一般不会推荐这样做。

早期发现癌症，至今还没有"一滴血测癌"这样一招通吃的方法。但具体到某些常见癌症，健康人可以通过常规体检或参加人群筛查的方法，获得早期发现的机会。

人群筛查都会采用经过证实的便宜、有效的方法，由政府组织、支付筛查费用，每个符合条件的健康人都能均等地得到筛查机会，对健康人来说机不可失。比较而言，常规体检可以更为个性化，医生通过评估个体的癌症危险因素，给出具体的检查建议，并根据检查结果提示是否应该做进一步的诊断检查。

医学科技的进步、医疗技术的普及已经帮助许多人获得及早发现癌症的机会。但即便如此，理解各种疾病诊治手段的复杂性，不被美好的表象所迷惑，寻求专业、规范的指导，才是每个人实现远离癌症、保持健康愿望的合理途径！

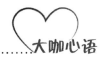

大咖心语

预防不是让人不生病，而是尽人事、知天命，控制能控制的，接受不能控制的，这就是生命自主。

大咖提示

——很多人发现疾病的时候往往产生两种极端情绪，一种是否认，一种是怕得要死。这两种都不是一个正确面对的态度。

——目前最适合人群筛查的只有三种癌症：大肠癌、宫颈癌、乳腺癌，最多再加一个口腔癌。

——只有量身定制的体检，才是真正好的体检。

——只要预防常见的诸如肺癌、胃癌、肝癌、肠癌、乳腺癌、食管癌、宫颈癌等，基本上就减少了至少 60％ 的患癌风险。

——对步入中年的人来说，如果能拥有健康生活方式，并按时体检做筛查，那么延长 10 年的健康寿命应该是可以实现的。

郑　莹

郑莹：
每人至少延长 10 年健康寿命

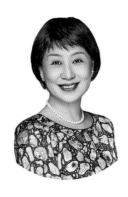

郑莹， 1969 年生，主任医师、教授、硕士生导师，复旦大学附属肿瘤医院肿瘤预防部主任。兼任中国抗癌协会乳腺癌专委会康复学组组长，上海市抗癌协会癌症预防与筛查专业委员会主任委员等。长期从事肿瘤预防控制工作，开展肿瘤病因和预后研究，建立起以人群为基础的乳腺癌患者队列和大肠癌筛查人群队列。执笔《中国乳腺癌患者生活方式指南》，组织编写和发布上海市抗癌协会《居民常见恶性肿瘤筛查和预防推荐》。发表学术论文 100 余篇，主编和参编专著 20 余部，获中华预防医学科技奖等多项奖项。

在郑莹教授参加高考的年代，她认为报考医学院就是为了当医生，就懵懵懂懂填了高考志愿，进了大学她才知道，医学院不完全是培养看病的医生。邻居看了大学录取通知书，替她惋惜：哎哟，你以后要去环卫所工作了。多年后，回想起当时的情景，复旦大学附属肿瘤医院肿瘤预防部主任郑莹教授乐不可支："在当时人们的认知中，公共卫生就是爱国卫生，每周四我家所在的弄堂都搞爱国卫生运动，大家都出来大扫除，搞卫生。"

郑莹喜欢自己的工作，谈起肿瘤预防，数据脱口而出，"我国是人口大国，每年肿瘤发病和死亡的数量分别为 450 万和 300 万，相当于每分钟有 9 人新诊断为癌症，有 6 人死于癌症。"她的工作就是面对这些数据和抽象的人（人群），郑莹教授说："这和医生不一样，医生面对的是一个具体的人，比如医生治疗了患者，患者会马上千恩万谢，医生会有这种及时反馈的成就感，预防医学不一样，需要建立长的链条，没有这种及时反馈。"

实际上，郑莹教授的长链条已逐渐成形。在她和同事们的魔术棒下，肿瘤预防变成一款人人可用的癌症风险评估工具：2018 年，郑莹教授领衔完成了《居民常见恶性肿瘤筛查和预防推荐》，随后研发出的"常见恶性肿瘤风险评估工具"被设计成一款便捷实用的小程序。任何人，只要在线回答与癌症风险相关的系列问题，就会得到一份即时反馈的癌症风险报告。

这份报告由两个部分组成，一是风险分级，二是针对风险给出预防和早查早筛方面的建议。评估的风险都是我国人群中常见的恶性肿瘤，如肺癌、胃癌、肝癌、结直肠癌、食管癌、乳腺癌、宫颈癌和前列腺癌。"这些常见的癌症是可以预防的。"郑莹教授说。

为什么上海宫颈癌发病率下降 90%

和临床相比，肿瘤预防似乎一直在大众视野之外，是什么让您选择了肿瘤预防这个专业？

郑莹：说起来是机缘巧合，我毕业刚进入卫生防疫站工作时，最初是做规划和政策研究的，参与了 2000 年上海市健康规划的工作，后来正好遇到我国整个防疫体系的转换，所有的卫生防疫站转成疾病预防控制中心。因为卫生防疫站主要的工作职能是传染病防治，为了把慢病放进去，就成立疾病预防控制中心，即凡是跟健康相关的疾病和危险因素的控制都放在疾病预防控制中心。转制以后，肿瘤防治这一块的内容就归口到新成立的疾病预防控制中心了，那个时候正好上海健康规划工作结束，我就被指派进入当时的市肿瘤防治办公室，就这样进入了肿瘤防治领域。我自己也很感兴趣，因为我在做规划的时候了解到一些发达国家，如美国如何控制高血压、控制癌症，以及如何制订目标、怎么操作等。

您开始进入肿瘤防治领域时，上海市肿瘤防治情况如何？

郑莹：我非常惊喜，因为我发现上海的肿瘤防治有很好的基础。20多年前，我写论文查文献做数据分析的时候，很惊讶地发现上海的宫颈癌发病率非常低，甚至比全世界发病率最低的以色列还要低。上海的宫颈癌发病率低，是经历什么、经过多少年、做到什么程度才达到的目标呢？我对此非常好奇。

后来我发现，上海的宫颈癌发病率低，和上海 20 世纪 50 年代做妇科防癌普查有关。新中国成立初期，宫颈癌是上海地区女性最常见，也是死亡率最高的恶性肿瘤。1958 年，上海开始大规模展开妇科防癌普查，那也是上海最早的肿瘤筛查。接下来的 23 年，上海市纺织系统 42 个工厂的女性一直坚持宫颈癌普查，到 20 世纪 70 年代妇科病普查形成制度。也就是说，每两年 50 岁以下的上海女职工会接受宫颈癌检查服务，每年大约有 10 万人参加。效果非常显著，数据显示，上海的宫颈癌发病率在 1973～1996 年大概下降了 90％。

1994 年，《上海市实施〈中华人民共和国妇女权益保障法〉办法》发布，规定各单位应每两年安排女职工进行一次妇科病、乳腺病的筛查。2007 年筛查范围进一步扩大，除了在职女性之外，退休妇女和生活困难妇女由市、区两级政府负责，至少每两年安排一次免费妇科病、乳腺病筛查，并纳入公共服务项目。这些制度方面的安排，使得上海妇女两癌筛查的覆盖率得到显著提升。

上海的妇女保健一直做得很好，完全可以媲美世界一流水平，从怀孕到孕期检查，到健康分娩，这一套体系很早之前就开始了，宫颈癌筛查就是搭载在妇女保健系统下进行的。

除了女性肿瘤方面的防治，上海的肿瘤防治还有哪些好基础？效果如何？

郑莹：上海是全中国最早进行肿瘤登记的城市，拥有国内质量最高的人群肿瘤发病资料。早在 1958 年，上海市肿瘤医院（即现在的复旦大学附属肿瘤医院）副院长顾绥岳教授在全国创建了首个肿瘤登记报告系统，1963 年建立了上海市肿瘤登记处，肿瘤登记覆盖 600 万市区人口，成为我国第一个以人群为基础的肿瘤登记处。上海市肿瘤登记处自 1973 年开始，所有年份的登记资料全部收录在世界卫生组织国际癌症研究所（IARC）《五大洲发病资料 CI－5》中，为全球科学界提供了可靠的中国人群肿瘤登记数据。

上海的肿瘤防控网络构建最早可追溯到 20 世纪 50 年代后期，当时上海部分医院陆续建立了肿瘤科或肿瘤病房，逐步形成一支肿瘤专业队伍，这些医务人员深入上海的各个街道、工厂和农村，宣传肿瘤防治知识，并开展肿瘤普查、培训基层医务人员等工作，形成了基层防治网络的雏形。

上海市肿瘤防治研究办公室（当时称"协作组办公室"）于 1970 年成立，下设胃、肺、肝、大肠、乳腺、妇科肿瘤等 6 个专题组，后又设立了高校、大型工矿、晚期肿瘤、放疗、综合性医院肿瘤科等专题组，为推进各项肿瘤防治项目提供了持续的专业支持。

1983 年，上海市所有区县就已全部建立了肿瘤防治办公室。由多个市级肿瘤专业防治机构、综合性医院、专科医院、区县防治院和综合性医院肿瘤科，以及 360 余个基层医院，构建起了全市三级肿瘤防治网络，并确定了"掌握癌情、开设肿瘤门诊、早发现、患者随访和康复指导、晚期患者照顾、健康教育"六大防治任务。

效果非常显著。2002 年以来，根据监测数据估计，我国居民恶性肿瘤的发病率和死亡率虽双双呈现上升趋势，但同一时期的上海却出现另一种图景：上海居民恶性肿瘤发病率趋缓，死亡率下降。

肿瘤防治难在何处

在您的经验中，开展肿瘤防治工作，最难的地方是什么？

郑莹：最难的地方是大家不理解。我举两个例子。第一个例子发生在我刚开始做肿瘤防治工作的时候，大概是 1998 年，我们在全国肿瘤防治宣传周期间搞了一个大型的晚会，邀请上海知名专家来宣讲肿瘤防治知识，其中一个环节是观众和专家互动。我在后台，一个当时非常著名的电视台男主持人走过来，很不经意地跟我说："你们搞的这个事情没什么意思，照你们说的来活的话，人生就没有任何乐趣了！不能吸烟，不能喝酒，吃的东西要清淡，那人活着还有什么意思？"那名男主持人的说法其实很典型，绝大多数的普通人都不理解预防有什么重要性。

另一个例子是和专业人员有关。我记得我们开始推广建立肿瘤防治网络时，要到基层去让具体措施落地。结果有一个区的基层领导，也是单位的一把手，她跟我说："这个有啥做头，人总要死的，难道做了这些预防，人就可以不死了吗？"就连专业人员也对肿瘤防治不理解。

说实话，我那时候挺受打击的，就觉得这个事情大家都不理解，一个是普通人的不理解，一个是专业人员的不理解。但是，我并不灰心，因为有现成的研究和经验证实肿瘤防治是有效果的。我那个时候看文献，看国外的研究结果，非常有信心，比如研究证实 1/3 的肿瘤跟吸烟是相关的，那么控制好吸烟这个因素的话，是不是我们就可以控制 1/3

的肿瘤了？这是多么大的成就！

现在还有同样的这种问题存在吗？有没有变化？

郑莹：现在是有变化的，不理解的情况不多了，也就是说，现在大家基本都知道肿瘤预防是有用的。但是现在的问题是，知道了要预防，却做不到。真正让大家做到如何预防，还是挺难的，因为存在一些专业壁垒。就拿筛查这件事情来说，就有比较高的专业壁垒。比如对个人来说，降低自身的癌症风险，应该怎么做？如果有肿瘤家族史，应该寻求什么样的帮助，每年体检应该怎么做，做哪些检查，等等，这些都有专业门槛。

另一个问题是，现在生活好了，大家对健康更重视，害怕失去健康，结果变得更焦虑。以前谈肿瘤防治，大家只是不想接触这类知识，现在是一谈这个话题，大家就焦虑，很害怕，又不知道怎么做。关注的重心发生了变化。这和媒体宣传有一定关系。以前大家对肿瘤只是害怕，"谈癌色变"，是希望远离这个话题，但现在因为老是受刺激，媒体上报道恶性肿瘤的内容越来越多，加重了焦虑。

所以，以前我觉得普及肿瘤防治知识非常重要，可以慢慢让大家改变对肿瘤防治的偏见，但现在更重要的是让大家行动，告诉大家怎么做。这既可以缓解大家的焦虑，也可以让大家在采取行动（做）的过程中，加深对肿瘤防治的认知。

对没有生病的人讲如何预防肿瘤，操作起来很不容易吧？

郑莹：这也是我觉得很痛苦的一个地方。对预防来说，我总体是非常乐观的，但是让我感到挫败的地方是很多东西讲不明白，因为这个世界是非常复杂的。预防这件事情，一方面它有专业门槛；另一方面，它触及一些比较底层的东西，就是每个人怎么认知这个世界，认知自己，认知生命的问题，这些基本的认知会影响大家对很多事情的反应。预防，讲到底，就是让大家做一个长期主义者，但是现在的社会发展逻辑相对来说比较功利，是比较短视的，这就和预防产生了矛盾，因为预防肯定是从长远来看收益的，而不是只看眼前。

另外，生命是一个自然的过程，要接受自然衰老带来的变化，很多人就想自己的健康完美无缺，什么问题也没有，哪怕有个小疙瘩也要赶紧去掉。其实，人到中年后，健康方面的问题慢慢会浮现出来。在慢慢出来的过程中，会发现疾病或者肿瘤"苗头"，但是很多人发现疾病的时候往往产生两种极端情绪，一种是否认，一种是怕得要死。这两种都不是一个正确面对的态度。要对生命有一个比较好的认识，然后去接受现实，去改变你可以改变的，同时接受你不可以改变的东西。如果有这样的一个认知，再讨论肿瘤的预防和筛查，情况就会好很多，也会容易接受。

刚开始我们和大家讲不要吸烟少饮酒这类防控知识的时候，大家会听进去，可时间久了，就说怎么总是老生常谈，有什么新东西吗？我跟他们说没新东西，因为对预防研究来说，需要大量的积累。癌症是一类慢性病，是一个长期积累暴露的过程，要去证实暴露跟结局的关系，必须得建队列，而且是长期跟踪随访才能得到结果。比如说大肠癌筛查，英国研究人员在跟踪随访了近 20 年才得出结论，便隐血检查可以降低大肠癌死亡率。论文刊发几个月后，英国政府就把便隐血检查放到全民健保里了，政策转化非常快。所以一旦证实有效，马上就能转化成应用。就这方面来说，我觉得自己挺幸运的，因为在我的职业生涯中，有大量的肿瘤发病证据出来，正好可以应用到对人群的干预上，其中也包括肿瘤防治知识的传播、采取相关的干预措施等。

如何做到真正的"尽人事，知天命"

您提到与肿瘤发病风险有关的研究结果出来，提供了很多证据，主要有哪些方面？

郑莹：比如运动。只要运动，所有的癌症风险都会降低，就是大家常说的要"迈开腿"。另一个是"管住嘴"。膳食饮食方面的证据，比如要少盐少油要清淡，膳食结构要平衡，多食用蔬菜水果等。不过，这些问题大家慢慢熟悉后，也会觉得是老生常谈，所以我想到的解决方案就是大家合作，全社会发动，多学科来参与。基本内容尽管是一样的，但是我们可以结合时代的发展，采取大家公认的或者喜欢的方式去推进。就像吸烟，20 年前人人以吸烟为荣，尤其是男性，似乎不吸烟就意味着不是男性，现在情况相反，公共场合禁烟不说，哪怕在私人空间里，吸烟的人也不太好意思。换句话说，大家意识到抽烟是一个"不文明"，是一个负面的举动。

所有癌症都适合做筛查吗？

郑莹：我们讲的筛查，其实有两个层面。一个是人群层面，全区、全市、全国，大家用相同的方法筛查。全世界最适合人群筛查的只有三种癌症：大肠癌、宫颈癌、乳腺癌，最多再加一个口腔癌。我非常希望将来可以推动口腔癌的筛查，一是便宜且便捷，只要每年去见一下口腔科或牙科医生就能做筛查；二是晚期口腔癌愈后很不好，而且严重影响患者日常生活。筛查还有一个层面就是个体层面，也就是每个人应该具体做什么筛查，现在主要用体检的方式来做。

体检和筛查有什么区别？

郑莹：筛查是在无症状的人群中去发现癌症患者，而体检是筛查的方式之一，但是在我国语境里，两者之间的界限不是很清楚。我认为，筛查经常是我们专业人员讲的，有时候专门指政府组织的大规模筛查项目，是属于政府出钱的免费的医疗卫生服务；体检则是需要个体或其所在的单位付费，里面包含很多筛查项目，比如查血、验大便、做超声等，胃肠镜也可以作为体检筛查的方法之一，如今体检项目里大多不包括便隐血检查，这是一个缺陷。女性做体检的话，一般会建议做钼靶检查，但有的体检项目里只要求做 B 超检查，其实像我们中国女性的话，乳腺癌筛查的两个项目都要结合：钼靶检查＋B 超检查。同时，我认为，只有量身定制的体检，才是真正好的体检。

量身定制的体检是最好的，但对普通人来说，怎么"量身"，也就是如何做针对性的检查？

郑莹：要降低癌症发生的风险，实际上要抓住重点，就是常见癌症的发病风险。只要预防常见的诸如肺癌、胃癌、肝癌、肠癌、乳腺癌、食管癌、宫颈癌等，基本上就减少了至少60％的患癌风险。对老百姓来说，很难知道自己到底哪个肿瘤风险高，所以我们开发了"常见恶性肿瘤风险评估工具"，帮助大家了解自己有哪些风险，也包括如何降低这些风险。

不同的性别、年龄、遗传背景、生活环境等，导致不同的肿瘤风险，所以最好有专业医生做一个比较全面的评估、咨询，包括体检报告的解读。这很重要，因为现在体检就怕两个问题，一个怕漏掉，一个是过度焦虑。我们有一位同行讲得非常好，说肺结节现在那么多，和设备先进有极大关系，就像女性照镜子一样，脸上长个小痘，普通的镜子不一定看见，但是用好的美容镜放大几倍，再加上灯一照，再小的痘痘都非常清楚。小痘痘（小结节）还没有发展到对身体有危害的时候，医生检查发现了，会写在报告里，否则就算漏掉，但是一放进体检报告，好多人就容易产生心理负担，很恐慌。设备越好，看得越清楚，就可能引起恐慌，这时候专业医生的意见就很重要，也能缓解大家的恐慌。

如果我们每个人都有健康的生活方式，尽可能做好预防和体检，能达到怎样的具体效果？

郑莹：这是一个太复杂的事情，很难有准确的数据。虽然不能保证百分百远离癌症，但是我相信对步入中年的人来说，如果能做到前面我们讲到的这些健康生活方式，并按时体检做筛查，那么，延长10年的健康寿命应该是可以实现的。我经常讲一句话，就是控制你可以控制的东西，接受你不能控制的东西，如果你可以控制的因素你都做到了，那也没有什么遗憾的，也就是"尽人事，知天命"。

为什么要强调健康寿命？

郑莹： 每个人多10年，是没有"疾病"问题的健康寿命。加上健康这个词，是强调生命的质量。如果多活10年，是躺在床上靠呼吸机延续生命，那就不属于健康了。另外，我一直强调，过什么样的老年生活，是之前行为的结果，要让自己的老年生活过得舒服，头脑清醒，身体健康，能够自主控制生活，那从年轻时就要做好健康管理。这也是预防的观念。以前我总讲，预防的目标是不生病，但现在我认为，不生病是第一个诉求，但是人活的时间长了，总是会生病的，那就尽量晚点生病吧。比如癌症，做好常见癌症的预防，就是尽量做到不要让自己因可以预防的癌症而缩短生命。如果大家都能做到的话，每个人可以至少增加10年的健康寿命，这是很好的一个目标。

特别提示

"恐癌症"怎么破

现在患癌症的人不少，但患了"恐癌症"的人更多。我们去社区开展癌症防治健康教育活动，基本上不会让活动名称上出现"癌"或者"肿瘤"字眼，否则来者寥寥，因为居民们认为会"触霉头"。可见，"恐癌症"广泛存在。

人们为什么那么害怕癌症呢？原因不少。

一是害怕死亡。长久以来，癌症一直与死亡联系在一起。中国人常见的癌症，比如肝癌，绝大部分诊断时已经是晚期了，活不过一年，总体的五年生存率长期徘徊在 5％ 左右，因此肝癌也有"癌中之王"的称号。再比如，近年来显著增长的胰腺癌更是凶险，五年生存率一直仅为 2％～5％。其他中国人常见的恶性肿瘤，如发病率居第一位的肺癌，发病率居第三位的胃癌，五年生存率也仅为 10％～15％。在这样的情况下，不少人习惯于把癌症诊断等同于一张死亡判决书，恐癌心理难以避免。

二是癌症的治疗给患者带来巨大的身体痛苦，以及沉重的经济负担。手术、放疗和化疗，是癌症的经典治疗。癌症手术要切除全部或部分器官，比如晚期乳腺癌患者需要切除乳房，还会因清扫淋巴累及更多的组织。放疗和化疗会带来掉发、白细胞降低、口干、腹泻等副作用，有些患者还会出现虚弱、乏力，以及记忆力衰退、认知障碍等所谓"化疗脑"问题。癌症治疗也因为应用新技术而相对于其他疾病的治疗花费更高。再加上有些患者病急乱投医，相信偏方和非正规治疗，迷信神药和奇迹，花了大量冤枉钱，落得人财两空的结局。

三是癌症患者常常感到孤独无助，癌症歧视普遍存在。由于缺乏对癌症康复的正确认识，对癌症患者的偏见和歧视很常见，患者或他人可能认为癌症治不好，得了癌症就是"废掉了"，这也会影响癌症患者病后恢复正常的工作和生活。

当然，癌症无法治愈也是恐癌的原因之一。而一旦被诊断为癌症，即使完成了正常的治疗过程，还需要预防复发和转移，因此康复过程会比较长，这也会给患者及其家属的心理造成长期的巨大压力。有的患者会感觉就像终身被扣上了一项"癌症"帽子，难以摆脱。

那么，"恐癌症"怎么破？

随着人类对癌症的认识不断加强，新的科学技术不断地被研发和应用，癌症对人类的影响已经逐渐变得可控。发达国家多年来的癌症预防、诊治、管理和控制经验也不断刷新着我们对癌症的认知。

首先，需要破除固有观念，重新认识癌症。随着现代医学的进步，癌症≠死亡，癌症可防可控。美国是全球癌症发病率最高的国家，其所有癌症合计五年生存率达到了66.9%。一些常见癌症，比如乳腺癌，由于大部分患者可以得到早期诊断，五年生存率接近90%。中国的大城市，比如上海，乳腺癌的五年生存率与美国水平相当。其他癌症，如近年来显著增多的甲状腺癌、老年前列腺癌等，五年生存率都超过90%。就连生存率较低的肺癌、肝癌、胃癌等，中国患者的生存率也在成倍提高，许多患者都获得了长期、有质量的存活机会。

其次，癌症的治疗手段有了显著改善。以减少正常组织损害为目标的手术方式的改善、更多微创技术的应用，再加上手术治疗与其他治疗相配合的多学科治疗，使得癌症手术范围更小、更有针对性，效果也更好。比如，乳腺癌的保乳手术已经得到广泛应用，使更多的乳腺癌患者保留了乳房。同时，随着化疗药物的升级换代、借助计算机立体定位的精准放疗的应用，也进一步控制住了副作用，减轻了对正常组织的伤害。如今，靶向治疗、内分泌治疗、辅助治疗等更多新治疗手段的综合应用，在提高疗效的基础上还大大改善了患者的生活质量，很多患者在治疗后短期内可以重归正常生活，使得癌症治疗不再那么可怕。

除此以外，我们需要借鉴发达国家癌症控制的经验，需要汇集社会各方的资源和力量，建立起畅通的医患沟通渠道以及患者服务和全程管理的体系。如此，患者可以充分了解与癌症相关的医学知识，充分认识到癌症治疗是一个医患协力的过程，并权衡各种诊断治疗方法的利弊，也能够从病友组织、社会组织中获得相应的心理、社会支持和帮助，消除自身的无助感和孤独感。

破除对癌症的偏见以及对癌症患者的歧视，积极倡导和鼓励癌症患者回归社会，努力创造让癌症患者回归正常生活的支持性环境，这是一个长期、艰巨的社会工程。这需要我们每一个人的倾力投入，需要更多癌症患者及其家属、关注癌症的人们，站出来，打破沉默，克服恐惧，谈论癌症，说出需求，寻求帮助，贡献力量！

2022 年，刚好十年。

十年前，复旦大学上海医学院要做一本院士校友风采录性质的书，该项目的负责人邀请我采写闻玉梅院士的故事，说要作为模板给其他作者做参考。那是我第一次接触医学领域的内容生产，忙碌一个多月，完成了一万多字的故事。

这一次访谈对象变成了 21 个专家。应好友、肿瘤预防学专家郑莹教授邀请，我们合作编写了这本书，从发起到完稿，仅用了大半年时间，这主要得益于郑莹教授和我的默契合作，尤其要感谢 21 位专家的大力协作。

也得益于自己这些年对健康的关注。多年前，在我负责杂志"观点"栏目时，刊发了一篇慢性病防控的专家文章，非常震撼，由此萌发创办健康栏目的想法，有幸得到时任总编孙凯老师的积极支持；迄今为止，这仍然是新华社报刊中不多的健康栏目之一。在吕爽、张琰、杨天、骆晓昀、高雪梅、杨卓琪等诸位同事的辛勤付出下，除了常规的健康领域报道之外，我们推出了一些极具影响力的健康专题报道，其中就包括《癌痛心殇》。

那组报道的重点放在癌症患者和家属身上，这一次的访谈则聚焦健康人群，肿瘤防治领域的一流专家用专业知识和临床故事告诉大家：癌症不可怕。和专家们打了半年交道后，我更加坚信：癌症不可怕，无知才致命。

谈的是肿瘤筛查和预防的硬知识，但我看见的是他们的脉脉温情。

倪泉兴教授说，自己喜欢接到患者朋友的电话或信息，这意味着他们好好的，"没有比这更安心的了"。

即将举行婚礼的女患者因为查出肺结节急着手术，结果被男方"抛弃"，陈海泉教授谈起来一脸痛心，"这种结节不急着手术的呀"。

房静远教授每次门诊，都会给病人三样东西，包括《饮食注意事项》等科普内容，"有80%的病人是从外地来上海看病的，来一次不容易"。

医生们也不容易。吴小华教授，在访谈的前一周，我才知道他因为腰痛几乎起不了床，靠拐杖才能站立行走，赶紧电话给运动医学的医生求助，终于在早上七点半吃药救了急。几台手术在等着他，也不能取消，因为"病人不容易"，而他正是前一天连续做几台卵巢癌手术才累得闪了腰。

我的母亲今年79岁了，在她73岁时查出冠心病，需要装支架，后选择了药物治疗，前提是听医生的话，自律生活。五年后，母亲摘掉了冠心病帽子，她在家庭微信群里发了四个字：相信科学！

相信科学，遇见健康，遇见未来！我们一起努力！

黄 琳

2022 年 2 月